U0206420

「十三五」国家重点图书出版规划项目

中医古籍名家点评丛书

总主编◎吴少祯

元·王好古◎撰
程磐基◎点评
倪文婷◎整理

# 此事难知

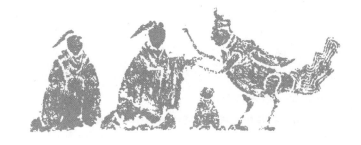

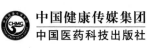
中国健康传媒集团
中国医药科技出版社

图书在版编目（CIP）数据

此事难知／（元）王好古撰；程磐基点评．—北京：中国医药科技出版社，2018.1

（中医古籍名家点评丛书）

ISBN 978 - 7 - 5067 - 9647 - 7

Ⅰ.①此…　Ⅱ.①王…②程…　Ⅲ.①中医临床 - 中国 - 元代　Ⅳ.①R24

中国版本图书馆 CIP 数据核字（2017）第 252508 号

**美术编辑**　陈君杞
**版式设计**　麦和文化

出版　**中国健康传媒集团** | 中国医药科技出版社
地址　北京市海淀区文慧园北路甲 22 号
邮编　100082
电话　发行：010 - 62227427　邮购：010 - 62236938
网址　www.cmstp.com
规格　710 × 1000mm $^1/_{16}$
印张　9 $^1/_4$
字数　103 千字
版次　2018 年 1 月第 1 版
印次　2019 年 10 月第 2 次印刷
印刷　三河市百盛印装有限公司
经销　全国各地新华书店
书号　ISBN 978 - 7 - 5067 - 9647 - 7
定价　**24.00 元**

获取新书信息、投稿、为图书纠错，请扫码联系我们。

# ◉ | 出版者的话

　　中医药是中国优秀传统文化的重要组成部分之一。中医药古籍中蕴藏着历代名家的思维智慧与实践经验。温故而知新，熟读精研中医古籍是当代中医继承、创新的基石。新中国成立以来，中医界对古籍整理工作十分重视，因此在经典、重点中医古籍的校勘注释，常用、实用中医古籍的遴选、整理等方面，成果斐然。这些工作对帮助读者精选版本，校准文字，读懂原文方面发挥了良好的作用。

　　习总书记指示，要"切实把中医药这一祖先留给我们的宝贵财富继承好、发展好、利用好"，从而对弘扬中医药学、更进一步继承利用好中医药古籍提出了更高的要求。为此我们策划组织了《中医古籍名家点评丛书》，试图在前人整理工作的基础上，通过名家点评的方式，更进一步凸显中医古代要籍的学术精华，为现代中医药的发展提供借鉴。

　　本丛书遴选历代名医名著百余种，分批出版。所收医药书多为传世、实用，且在校勘整理方面已比较成熟的中医古籍。其中包括常用经典著作、历代各科名著，以及古今临证、案头常备的中医读物。本丛书致力于将现有相关的最新研究成果集于一体，使之具备版本精良、校勘细致、内容实用、点评精深的特点。

参与点评的学者，多为对所点评古籍研究有素的专家。他们学验俱丰，或精于临床，或文献功底深厚，均熟谙该古籍所涉学术领域的整体状况，又对其书内容精要揣摩日久，多有心得。本丛书的"点评"，并非单一的内容提要、词语注释、串讲阐发，而是抓住书中的主旨精论、蕴含深义、疑惑谬误之处，予以点拨评议，或考证比堪，溯源寻流。由于点评学者各有专擅，因此点评的形式风格也或有不同。但其共同之点是有益于读者掌握、鉴识所论医籍或名家的学术精华，领会临床运用关键点，解疑破惑，举一反三，启迪后人，不断创新。

我们对中医药古籍点评工作还在不断探索之中，本丛书可能会有诸多不足之处，亟盼中医各科专家及广大读者给予批评指正。

中国医药科技出版社

2017年8月

# 余序

作为毕生研读整理、编纂古今中医临床文献的一员，前不久，我有幸看到张同君编审和全国诸多相关教授专家们合作编撰《中医古籍名家点评丛书》的部分样稿。感到他们在总体设计、精选医籍、订正校注，特别是名家点评等方面卓有建树，并能将这些名著和近现代相关研究成果予以提示说明，使古籍的整理探索深研，呈现了崭新的面貌。我认为这部丛书不但能让读者系统、全面地传承优秀文化，而且有利于加强对丛书所选名著学验主旨的认识。

在我国优秀、靓丽的文化中，岐黄医学的软实力十分强劲。特别是名著中的学术经验，是体现"医道"最关键的文字表述。

《礼记·中庸》说："道也者，不可须臾离也。"清代徽州名儒程瑶田说："文存则道存，道存则教存。"这部丛书在很大程度上，使医道和医教获得较为集中的"文存"。丛书的多位编集者在精选名著的基础上，着重"点评"，让读者认识到中医药学是我国优秀传统文化中的瑰宝，有利于读者在系统、全面的传承中，予以创新、发展。

清代名医程芝田在《医约》中曾说："百艺之中，惟医最难。"特别是在一万多种古籍中选取精品，有一定难度。但清代造诣精深的名医尤在泾在《医学读书记》中告诫读者说："盖未有不师古而有济于今者，亦未有言之无文而能行之远者。"这套丛书的"师古济今"十分昭著。中国医药科技出版社重视此编的刊行，使读者如获宝璐，今将上述感言以为序。

中国中医科学院

余瀛鳌

2017年8月

# 目录 | Contents

---

　①　下窍六腑：原作"六腑下窍"，据正文改。

① 畜：同"蓄"。
② 火土入水：原脱，据正文补。

---

① 乎：原脱，据正文补。

② 少阴证口中辨：下原有标题"少阴证呕辨"，正文无此标题与内容，故删。下文"少阴证咽喉辨"下原有"白虎汤"，正文无此标题与内容，故删。

---

① 也：原脱，据正文补。

② 正：原作"证"，据正文改。后文"之"原脱，据正文补。

----

① 证：原作"候"，据正文改。

② 候：原作"证"，据正文改。

③ 问：原脱，据正文补。后文"如"原作"何"，据正文改。

④ 问：原脱，据正文补。

⑤ 仲景平脉法第二：原脱，据正文补。

⑥ 此论当以经言邪气盛则实断之：原脱，据正文补。

⑦ 各：原脱，据正文补。

⑧ 之：原脱，据正文补。

---

① 已上子母兄妹名曰四针象：原脱，据正文补。

② 有：原脱，据正文补。

# 全书点评 | ◉

《此事难知》为元代医家王好古著。王好古，字进之，号海藏。元代赵州（今河北省赵县）人。生卒年代不详。曾任赵州教授，兼提举管内医学。早年与李东垣一起学医于张元素，张氏殁后，师从李东垣，尽得其传。除本书外，著有《阴证略例》《癍论萃英》《汤液本草》《医垒元戎》等。为易水学派的代表人物之一。

## 一、成书背景

本书成书年代据王氏序言提到的"时至大改元秋"，为元代至大元年（1308）。对此清代史学家汪曰桢曾质疑，其在《阴证略例·后序》认为"《此事难知》自序题至大元年，则上距金亡已七十余年，岂海藏享上寿至武宗时犹存耶？抑至大当是至元刊本之讹耶？并书以俟考。"王氏的《医垒元戎》成书于金正大八年（1231），《阴证略例》成书于宋端平三年（1236），《汤液本草》完稿于淳祐八年（1248），《此事难知》成书时间当与上述日期相近。汪氏认为"抑至大当是至元刊本之讹"，至元为元世祖忽必烈年号（1271－1294）。也有认为"至大改元"或是"正大改元"，"正大"为金哀宗年号，"正大改元"当是1224年。可供参考。

本书中有与李东垣相似或相同的论述，有认为本书为李东垣所著。如本书《后序》认为"亦东垣治疾之法，名曰《此事难知》"。

王氏师从于李东垣，曾受"李公明之授予，及所不传之妙"。故本书是王氏总结李东垣学术思想的资料，书中当保存了李东垣已失佚的《伤寒会要》的部分内容。既有继承，又有发挥，为易水学派学术内容之一。

## 二、内容特点

本书以论文或问答形式的短文与图表，对《内经》《难经》脏腑、经络、病因病机、荣卫气血、治则治法等学术理论进行阐发。对《伤寒论》六经辨证、传经、桂枝汤功效、热病证治等进行讨论补充。对三焦从部位、功能、病因病机方面进行了阐发，并在易水学派脏腑辨证用药的基础上，创立了"三焦寒热用药"法则。对辨证论治进行阐发，强调"治病必当求责"，"治病必求其本"，主张治病先调其气，提出了"三法五治"。并对针灸学进行了阐发，对临床有指导意义。本书是继承发扬易水学派学术思想的重要著作。

## 三、主要学术思想

### 1. 阐发《内经》《难经》学术思想

对三焦的阐发，王氏在《难经·三十一难》"三焦者，水谷之道路，气之所终始也"，《灵枢·营卫生会》："上焦如雾，中焦如沤，下焦如渎"等论述基础上进行了阐发。王氏先确立三焦的部位，"头至心为上焦，心至脐为中焦，脐至足为下焦"。再论述三焦的功能，"上焦者，主纳而不出。中焦者，主腐熟水谷。下焦者，主出而不纳"。"上、中、下三焦通为一气，卫于身也，为外护。"即作为部位的三焦与功能的三焦。

在《内经》脏腑理论基础上进行阐发，其在《问脏腑有几》中认为"肝、心、脾、肺、肾，兼包络，一名命门，为六脏。胆、小肠、胃、大肠、膀胱，兼三焦，为六腑。计之十二矣，故包则为一腑矣，是为十三矣。"大胆提出了"十三脏腑"的观点。在《明经络之数有几》中对"十五络"进行阐发，将《素问·平人气象论》胃之大络——虚里，确定为第十六络，强调诊虚里的重要性。

此外，还对《内经》"冬伤于寒春必温病"，"春伤于风夏生飧泄"，"夏伤于暑秋必痎疟"，"秋伤于湿冬生咳嗽"等四时病进行了阐发。

### 2. 推崇《伤寒论》六经辨证

王氏推崇《伤寒论》六经辨证，如将太阳证分为表证与里证，在治疗方面除麻黄汤、桂枝汤等外，又增九味羌活汤发汗祛湿，兼清里热。并对五苓散进行阐发，认为"五苓散为下药"，是治疗太阳里证的重要方剂，将五苓散的临床应用扩大，用于治疗酒毒等。阳明证篇归纳为白虎汤证、白虎加桂枝汤证、白虎加栀子汤证、白虎加人参汤证、白虎加苍术汤证、三承气汤证、大柴胡汤证等不同证型。并对阳明病常见的烦躁、狂言、谵语、郑声、呕吐、哕、发斑、燥屎及暑证、治法与治禁等进行阐发。少阳证篇除小柴胡汤外还论述半表半里、妇人经病、少阳杂病、潮热等。太阴证篇对主要临床表现、治法、治疗禁忌与腹病的辨证论治等进行论述。并从经络角度对少阴病进行论述，所列汤证有大承气汤证、四逆汤证、麻黄附子泻心汤证、附子泻心汤证、麻黄附子细辛汤证、麻黄附子甘草汤证等。

本书所脱厥阴证的内容见于《济生拔萃》所载录的资料："厥阴证，烦满，囊缩，大小便不通，发热引饮，腹满，脉尺寸俱微缓。脉沉疾按之有力者为阳，阳则当下，宜大承气汤。脉沉迟按之无力者为阴，阴则当温，宜四逆汤。更宜速灸之。"并列有正阳散、回阳丹等方药。此外，还论述了伤寒之源、伤寒六经的传变方式、伤寒变证、腹痛等内容。

从本书六经辨证的内容看，王氏在《伤寒论》六经辨证的基础上进行了阐发，丰富了六经辨证内容。《四库全书》提要评论本书"专述李杲之绪论，于伤寒证治尤详"，是恰如其分，言之有据的。

### 3. 论三焦病因病机，创三焦用药法则

王氏在《内经》《难经》及张元素、李东垣等有关三焦论述的基础上提出了自己的看法。不但论述了作为部位的三焦与功能的三焦，还阐述三焦的病理特点。王氏指出"清邪中于上焦，名曰洁也。头痛，项强，腰脊痛。""浊邪中于下焦，名曰浑也。阴气为栗，便溺妄出。""表虚里急，上焦、下焦与中焦相混，上焦怫郁，脏气相熏。""中焦不治，胃气上冲。""下焦不阖，清便下重，便数而难，脐肠㽲痛，命将难全。"王氏有关三焦病理的论述对清代吴鞠通创立"三焦辨证"具有启迪作用。

王氏在易水学派脏腑辨证用药的基础上，还创立了"三焦寒热用药"法则。三焦热，治小便不利，上焦热，用栀子、黄芩。中焦热，用黄连、芍药。下焦热，用黄柏、大黄。大便、小便通，上焦寒，用陈皮、厚朴。中焦寒，用藿香、白芷。下焦寒，用干姜、丁香、肉桂、附子、沉香。"三焦寒热用药"继承了易水学派药物归经理论的学术思想，对临床有实用价值。

### 4. 阐发辨证论治

王氏指出"治病必当求责"，"治病必求其本"，即强调审证求因，辨证论治。王氏在《治病必当求责》篇指出"假令治病，无问伤寒、蓄血、结胸、发黄等病诸证，并一切杂证，各当于六经中求责之。谓如发黄证，或头痛，腰脊强，恶寒，即太阳证也……余皆仿此。"在《治病必求其本》篇用腹痛以桂枝汤加芍药、大黄治疗的例子来说明治病求责求本的重要性。

王氏还强调"调气"在治病中的重要性，在《大头痛论》中指出"大凡治杂病，先调其气，次疗诸疾，无损胃气，是其要也。"并认为血病也当先调其气，"若血受病，亦先调气，谓气不调则血不

行。"盖"气为血之纲"。

在《三法五治论》篇提出了"初治之道，法当猛峻""中治之道，法当宽猛相济""末治之道，法当宽缓"的三法与"和、取、从、折、属"的五治。对临床辨证论治具有指导意义。

### 5. 对"大头痛"的论述

王氏在李东垣论述大头痛学说的基础上进行了发挥。认为病因是"邪热伏于巳，又感天地四时非节瘟疫之气所著"，"染他人，所以谓之疫疠"。病位病机为"足阳明邪热大甚资实，少阳相火为之炽"。表现为肿势"多在两耳前后，所先见出者为主为根"，"治之宜早，药不宜速"。提出了"先缓而后急"，"治主当缓，治客当急"等法则。并具体提出了治疗药物，如黄芩、黄连、甘草、大黄、鼠粘子、芒硝等，并列举了诸多加减用药的方法。将归经理论辨证治疗法融入时行病的治疗中，对后世医家治疗大头痛，乃至瘟疫的治疗都有着深远影响。

### 6. 对针灸学的贡献

王氏尊崇经典，推崇《内经》《难经》有关经络针灸的理论，并在此基础上加以发挥，补充不足之处。尤其对五输穴配穴有独特的心得体会，治疗选穴主张辨证，依据四时取穴，强调先判断病位，根据所损脏腑取穴（见《地元图》），根据所患时节取穴（见《阴阳例》），根据脏腑传变取穴（见《配合例》）。将《内经》《难经》的五输穴学说与临床诊疗相结合，使其更加具有临床实用价值。对于针灸学的发展具有推动作用。

## 四、学习方法

《此事难知》是王好古记录继承张元素、李东垣学术思想临床经验并发扬易水学派学术思想的重要著作。书中载录了张元素、李东垣的学术观点，更有王氏的发挥。以论文或问答短文与图表等，对《内经》《难经》的学术观点进行讨论阐发，涉及经络、脏腑、病因病机等内容。对《伤寒论》六经辨证方法进行探讨，补充相关方药，扩大《伤寒论》方的临床应用。并对辨证论治、临床用药、针灸学等进行了阐发。读者可就本书论述的内容，联系《内经》《难经》《伤寒论》的相关内容与张元素、李东垣的相关论述，并结合临床实践，可以体会到本书对《内经》《伤寒论》等学术思想传承发展的重要意义与本书临床经验的实用价值，并有所收获。

程磐基

**2017 年 8 月**

## 整理说明 ◉

　　一、本书整理以元刻本（1956 年人民卫生出版社据明吴勉学医统本影印元刻本）为底本，以《四库全书》中的《此事难知》为主校本（简称"四库本"）。

　　二、原书书首、卷首有"东垣先生此事难知集""新安吴勉学校"字样，本次整理予以删除，不出校记。

　　三、原书目录与正文标题有不一致处，凡订正移动者均出校记。

　　四、本书脱"厥阴证"内容。元·杜思敬《济生拔萃》卷九载有《此事难知》主要内容。本次整理辑录有关"厥阴证"内容与"海藏治法"等内容。前者补本书之脱，后者部分内容与本书相同，但文字有出入，反映了本书不同版本的不同内容，一起辑录供读者学习、研究。所据版本为《济生拔萃》1938 年上海涵芬楼影印元刻本。

　　五、原书文字为竖排，本次整理改为横排。凡指方位的"左""右"，相应径改为"下""上"，不出注。并对原文用现行标点符号断句。

　　六、繁体字、异体字、俗字等一般径改为通行简体字，不出校记。如"麤"改为"粗"，"歧"改为"岐"等。通假字一般出校记说明，并例书证。脱文，或模糊不清难以辨认的字，以虚阙号"□"按所脱字数补入，不出校记。

　　七、对难读的字与词，用拼音注音，并附同音汉字。对难以理解的字与词进行注释，以解释字义词义为主。

　　由于水平有限，本书中或有不足之处，谨请广大读者提出宝贵意见。

# 序 ◉

予读医书几十载矣，所仰慕者，仲景一书为尤焉。然读之未易洞达其趣，欲得一师指之，遍国中无有能知者。寤而思，寐而思，天其勤恤，俾我李公明①之授予及所不传之妙。旬储月积，浸②就编帙，一语一言，美无可状，始而终之，终而始之，即无端之圜③璧也。或有人焉，厌闻而恶见者，岂公徒使之然哉？彼未尝闻，未尝见，耻夫后于人之过也。因目之曰《此事难知》，以其不因师指也。人徒见是书为伤寒之法，而不知上合轩岐之经，中契越人之典，下符叔和之文，兹又言外不传之秘，具载斯文矣。

## 时至大改元④秋七月二十有一日古赵王好古识⑤

【点评】自序表达了王好古对张仲景的仰慕，并推崇老师李东垣的学说，认为契合轩岐、越人、叔和之旨，为不传之秘。

---

① 李公明：即李杲，字明之，真定（今河北省正定）人，晚号东垣老人。著有《脾胃论》《内外伤辨惑论》等医著。王好古曾与李杲一起学医于张元素，张氏殁后，又从师李杲。

② 浸：逐渐。

③ 圜：通"圆"。《墨子·经上》："圜，一中同长也。"

④ 至大改元：元·至大元年（1308）。汪曰桢《阴证略例·后序》："《此事难知》自序题至大元年，则上距金亡已七十余年，岂海藏享上寿至武宗时犹存耶？抑至大当是至元刊本之讹耶？并书以俟考。"

⑤ 识：四库本作"撰"。

# 卷 上

## 医之可法

自伏羲、神农、黄帝而下，名医虽多，所可学者有几人哉？至于华氏之剖腹、王氏①之灸针、术非不神也，后人安得而效之？非岐伯之《圣经》，雷公之《炮炙》，伊贽之《汤液》，箕子之《洪范》，越人之《问难》，仲景之《伤寒》，叔和之《脉诀》，士安之《甲乙》，启玄子之传注，钱仲阳之《论议》，皆其活法。所可学者，岂千方万论印定后人眼目者所能比哉？其间德高行远，奇才异士与②。夫居缙绅③、隐草莽者，然有一法一节之可观，非百代可行之活法，皆所不取也。岂予好辩哉？欲使学者观此数圣贤，而知所可慕而已。或有人焉，徒能广览泛涉，自以为多学，而用之无益者，岂其知本？

【点评】王氏主张从源头上学习继承中医学理论与临床实践，"非百代可行之活法，皆所不取"，强调学习中医经典著作的重要性。

---

① 王氏：王惟一，又名王惟德，宋代医家。著有《铜人腧穴针灸图经》，并铸造针灸铜人两具。
② 与：同"欤"。
③ 缙绅：原指插笏（古代朝会时官宦所执的手板）于带。旧时官宦的装束。亦借指士大夫、官宦。

# 或问手足太阳手足阳明手足少阳俱会于首然①六阳会于首者亦有阴乎

答曰：有。六腑者，六阳也。五脏者，五阴也。肺开窍于鼻，心开窍于舌，脾开窍于口，肝开窍于目，肾开窍于耳，是五阴也。又有厥阴与督脉会于巅，是六阴也。耳者，肾也。复能听声，声为金，是耳中有肺也。鼻者，肺也。复能闻臭，是鼻中有心也。舌者，心也。复能知味，是舌中有脾也。目有五轮，通贯五脏。口为脾，脾为坤土，主静而不动，故无所兼。言耳、鼻、舌各兼一，目兼四，此与督脉，共计十三阴也。脑为诸体之会，即海也。肾主之，是为十四阴矣。

## 经脉终始

寅，手太阴肺，始于中焦，终于次指内廉，出其端。

卯，手阳明大肠，始于大指次指之端，终于上，侠②鼻孔。

辰，足阳明胃，始于鼻，交頞中，终于入大指间，出其端。

巳，足太阴脾，始于大指之端，终于注心中。

午，手少阴心，始于心中，终于循小指之内，出其端。

未，手太阳小肠，始于小指之端，终于抵鼻，至目内眦，斜络于颧。

申，足太阳膀胱，始于目内眦，终于小指外侧，出其端。

酉，足少阴肾，始于小指之下，终于注胸中。

---

① 然：四库本作"或曰"。
② 侠：同"挟"。

戌，手厥阴心包，始于胸中，终于循小指次指，出其端。

亥，手少阳三焦，始于小指次指之端，终于至目兑眦。

子，足少阳胆，始于目兑眦，终于小指次指，循大指内，出其端，贯爪甲，出三毛①。

丑，足厥阴肝，始于大指聚毛之上，终于注肺中。

手之三阳，从手走头；足之三阳，从头走足，是高能接下也。

足之三阴，从足走腹；手之三阴，从腹走手，是下能趋上也。

故上下升降而为和。《易》曰：天道下济而光明，地道卑而上行。《易》曰：山泽通气，故气寄于辛，用于寅，平旦始从中焦注，循天之纪，左旋至丑而终。昼夜通行五十度，周流八百一十丈。夫倡则妇随，血随气而上行，殊不见润下之意。《经》云：气主煦之，升也；血主濡之，润也。《书》②云：水曰润下。如何说得从气之血，有不行之体，如百川右行，东至于海。请示。

## 日　用

复临泰壮夬乾姤，遁否观剥坤③二六。

青白正分开与辟，赤黑往来通道路。

泰即居艮否居坤，乾作天门巽地户。

气终于丑始于寅，血谛辛阴从下去。

丙潜壬内却从高，顺至乙穴还上注。

---

① 三毛：丛毛。此指大趾爪甲后丛毛处。

② 书：即《尚书》。

③ 复临泰壮夬乾姤，遁否观剥坤：十二消息卦，又称"十二辟卦"。由乾坤两卦推移而成的十二卦。依阴阳消息的次序排列为复、临、泰、大壮、夬、乾、姤、遁、否、观、剥、坤。从复到乾，阳爻逐渐增加，阴爻逐渐减少，表示阳气逐渐增加，阴气逐渐减弱，为阳长阴消过程。从姤到坤，阴爻逐渐增加，阳爻逐渐减少，表示阴气逐渐增加，阳气逐渐减弱，为阴长阳消过程。以说明阴阳往复、消长的关系。

妇随夫唱几曾停，万派千流无暂住。

血气包含六子中，昼夜行流五十度。

食时骸理敬修行，玄府身周匀闭拒。

排山倒海毒非常，撩鼻撚髭心不怖。

天长地久太虚持，不亏八一元来数。

休说乘虚谩履空，赢取康宁三六足。

知之非难行之难，造次颠沛宜常虑。

# 人肖天地

且天地之形如卵，横卧于东、南、西、北者，自然之势也。血气运行故始于手太阴，终于足厥阴。帝曰：地之为下否乎？岐伯曰：地为人之下，太虚之中也。曰：冯①乎？曰：大气举之也。是地如卵黄在其中矣。又曰：地者，所以载生成之形类也。《易》曰：坤厚载物，德合无疆。信乎！天之包地形如卵焉。故人首之上，为天之天。足之下，为地之天。人之浮于地之上，如地之浮于太虚之中也。地之西始于寅，终于丑。血之东根于辛，纳于乙，相随往来不息，独缺于乾巽，为天地之门户也。启玄子云：戊土属乾，己土属巽。遁甲②曰：六戊为天门，六己为地户。此之谓也。《经》云：天地者，万物之上下。左右者，阴阳之道路。气血者，父母也。父母者，天地也。血气周流于十二经，总包六子于其中，六气、五行是也。无形者包有形，而天总包地也。天左行而西气随之，百川并进而东血随之。

【点评】以"天之包地形如卵"，"人之浮于地之上，如地之浮

---

① 冯：同"凭"。依仗，倚托。

② 遁甲：一种推算甲子、甲寅、甲辰、甲午、甲申、甲戌六甲的阴数，以趋吉避凶的法术。

于太虚之中"，形象地论述天人相一的观点，惟妙惟肖，恰到好处。

## 问脾寄于坤如何是损至第三
## 若从脾为第二从肾为第四请言脾数

答曰：脾虽寄于坤，实用于巳，从上肺、心，从下肾、肝，脾中得三数也。如气寄于辛而用于寅，包络、三焦寄于丑而用于申也。此人之所以肖天地而生。《易》曰：乾为首，坤为腹，震为足，巽为股，坎为耳，离为目，艮为手，兑为口。

## 明经络之数有几

答曰：十二大经之别，并任、督之别，脾之大络脉，别名曰大包，是为十五络，诸经皆言之。予谓胃之大络，名曰虚里，贯膈络肺①，出于左乳下，其动应衣②，脉宗气也，是知络有十六也。

【点评】强调诊虚里的重要性。

## 问三焦有几

答曰：手少阳者，主三焦之气也。《灵枢经》云：足三焦者，太阳之别也，并太阳之证，入络膀胱约下焦。是知三焦有二也。

---

① 肺：原脱，据《素问·平人气象论》补。
② 衣：原作"晨"，据四库本改。

【点评】论述经络之三焦与主气之三焦，即作为形态的三焦与功能的三焦。

## 问脏腑有几

答曰：肝、心、脾、肺、肾，兼包络，一名命门，为六脏。胆、小肠、胃、大肠、膀胱，兼三焦，为六腑。计之十二矣，故包①则为一腑矣，是为十三矣。《经》曰：胞移热于膀胱，则癃、溺血。又云：胞痹者，少腹膀胱按之内痛者，若沃以汤。注云：膀胱，胞内居之。《内外二境图》云：膀胱者，胞之室也。以是知为十三脏腑矣。

## 伤寒之源

冬伤于寒，春必温病。盖因房室劳伤与辛苦之人，腠理开泄，少阴不藏，肾水涸竭而得之。无水则春木无以发生，故为温病。至长夏之时，时强木长，因绝水之源，无以滋化，故为大热病也。伤寒之源如此。《四气调神论》曰：运冬气则少阴不藏，肾气独沉。广成子②云：无劳汝形，无摇汝精。《金匮真言》曰：夫精者，身之本也。故藏于精者，春不病温。注云：冬不按跷，精气伏藏，阳不妄升，故春不病温。又《经》云：不妄作劳。又云：不知持满。又云：水冰地坼，无扰乎阳。又云：无泄皮肤，使气亟夺。启玄子云：肾水王③于冬，故行夏令则肾气伤。春木王而水废，故病于春也。逆冬则伤肾，故少

---

① 包：古同"胞"。
② 广成子：传说为上古时的道家人物。著有《灵仙秘录阴丹经》。
③ 王：通"旺"。李白《赠张相镐》："英烈遗厥孙，百代神犹王。"

气以奉春生之令也。是以春为温病，夏为热病①，长夏为大热病，其变随乎时而已。邪之所感浅者，其病轻而易治。深者，其病重而难治。尤深者，其病死而不治。

【点评】论伤寒的病因与发病，冬不藏精伤于寒，依季节不同分别发为温病、热病、大热病。

## 冬伤于寒春必温病

冬伤于寒者，冬行秋令也。当寒而温，火胜而水亏矣。水既已亏，则所胜妄行，土有余也。所生受病，木不足也。所不胜者侮之，火太过也。火土合德，湿热相助，故为温病。使民腠理开泄，少阴不藏，惟房室劳伤，辛苦之人得之，若此者皆为温病。所以不病于冬而病于春者，以其寒水居卯之分，方得其权。大寒之令复行于春，腠理开泄，少阴不藏，房室劳伤，辛苦之人阳气泄于外，肾水亏于内，当春之月，时强木长，无以滋生化之源，故为温病耳。故君子周密于冬，少阴得藏于内，腠理以闭拒之，虽有大风苛毒，莫之能害矣！何温病之有哉？人肖天地而生也。冬时阳气俱伏于九泉之下，人之阳气俱藏于一肾之中，人能不扰乎肾，则六阳安静于内。内既得以安，外无自而入矣。此伤寒之源，非天之伤人，乃人自伤也。伤于寒者皆为病热，为伤寒气乃热病之总称，故曰伤寒。知寒受热邪明矣。六阴用事于冬，阳气在内，周密闭藏可矣。反劳动之，而泄于外，时热已伤于水矣。至春之时，木当发生，阳已外泄，孰为鼓舞？肾水内竭，孰为滋养？此两者同为生化之源，源既已绝，木②何赖以生乎？身之所存者，独有热也，时强木长，故为温病矣。

---

① 病：原脱，据医理补。
② 木：原作"水"，据四库本改。

【点评】王氏认为伤寒的主要原因是内因，在于肾精亏损。常因冬季失于调摄，造成"腠理开泄，少阴不藏"，"非天之伤人，乃人自伤"。并以五行生克关系进行论述。强调伤寒、温病发生过程中内因的重要性，以及肾精在伤寒发病过程中的重要性。认为冬天需要节房室、避劳伤，"无劳汝形，无摇汝精"，则"虽有大风苛毒，莫之能害"。指出"伤寒气乃热病之总称"，"春为温病，夏为热病，长夏为大热病"。其学术观点源于《素问》，也就是后世所说的伏气温病。

# 春伤于风夏生飧泄

木，在时为春，在人为肝，在天为风。风者无形之清气也。当春之时，发为温令，反为寒折，是三春之月，行三冬之令也，以是知水为太过矣。水既太过，金肃愈严，是所胜者乘之而妄行也。所胜者乘之，则木虚明矣。故《经》曰：从后来者为虚邪。木气既虚，火令不及，是所生者受病也，故所不胜者侮之。是以土来木之分，变而为飧泄也。故《经》曰：清气在下，则生飧泄。以其湿令当权，故飧泄之候发之于夏也。若当春之时，木不发生，温令未显，止行冬令，是谓伤卫。以其阳气不出地之外也，当以麻黄汤发之。麻黄味苦，味之薄者，乃阴中之阳也。故从水中补木而泻水，发出津液为汗也。若春木已生，温令已显，阳气出于地之上，寒再至而复折之，当以轻发之。谓已得少阳之气，不必用麻黄也。春伤于风，夏生飧泄。所以病发于夏者，以其木绝于夏，而土王于长夏，湿本有夏行之体，故飧泄于夏也。不病于春者，以其春时风虽有伤，木实当权。故飧泄不病于木之时，而发于湿之分也。《经》曰：至而不至，是为不及，所胜妄行，所不胜者薄之，所生者受病。此之谓也。

【点评】王氏用五行生克关系对"春伤于风，夏生飧泄"进行阐发，认为春时不温，反为寒折，木虚水盛，土乘木湿令当权，故飧泄发于夏。并指出"春伤于风"之重者可用麻黄汤发之，以"从水中补木而泻水"。亦为一说。

## 夏伤于暑秋必痎疟

暑者，季夏也。季夏者，湿土也。君火持权不与之子，暑湿之令不行也。湿令不行，则土亏矣。所胜妄行，木气太过，少阳王也。所生者受病，则肺金不足。所不胜者侮之，故水得以乘之土分。土者，坤也。坤土申之分，申为相火，水入于土，则水火相干，而阴阳交争，故为寒热。兼木气，终见三焦，是二少阳相合也。少阳在湿土之分，故为寒热。肺金不足，洒淅寒热。此皆往来未定之气也。故为痎疟，久而不愈。疟不发于夏，而发于秋者，以湿热在酉之分，方得其权，故发于大暑已后也。

【点评】王氏认为暑为季夏为湿土，湿令不行则土亏，木气太过，水乘土分，肺金不足，水火相争，故发寒热。发于秋者，因湿热至酉分方得其权。反映了王氏对"夏伤于暑，秋必痎疟"的认识。

## 秋伤于湿冬生咳嗽

秋者，清肃之气，收敛下行之体也。为湿所伤，是长夏之气不与秋令也。秋令不及，所胜妄行，故火得以炎上而克金，心火既形于肺，故肺气逆而为咳。所不胜者侮之，木气上行与火同，得动而不息也。所生者受病，故肾水亏也。长夏已亢，三焦之气盛也。命门有三焦之舍也，故迫肾水上行，与脾土湿热相合为痰，困①痰而动于脾之湿也，是以咳嗽有声有痰。咳嗽不发于秋，而发于冬者，以其六阴之极，肃杀始得其气，故肺不咳嗽于秋，而咳嗽于冬也。咳嗽者，气逆行上也。气上行而逆，故面目发微肿，极则身体皆肿，变为水气。故曰：浊气在上，则生䐜胀。又曰：诸气膹郁，皆属肺金。此之谓也。春伤于风，夏伤于暑，冬伤于寒，辞理皆顺，时字伤令字也。独秋伤于湿，作令字伤时字，读者不疑也。此四者皆无所亢，而害其所乘之子也。邪从后至，言岁之主气，各差其分而为病，一定之法也。若说秋字伤湿字，其文与上三句相通，其理与法不相通，大抵理与法通，不必拘于文也。故说《诗》者，不以文害辞，不以辞害意，以意逆志，为得之矣。故曰：春伤于风，说作人为风所伤，非也。若是则止当头痛，恶风，自汗，何以言夏为飧泄哉？今言春伤于风，即是时伤令也。明矣！《经》云：东方来者为婴儿风，其伤人也，外在于筋，内舍于肝。又曰：春，甲乙所伤，谓之肝风。用此二句以较前文，则辞理自通矣。

【点评】王氏认为"秋伤于湿"是秋令不行，长夏之气妄行。"冬生咳嗽"为"六阴之极，肃杀始得其气"，故咳嗽发于冬天。又指出"秋字伤湿字，其文与上三句相通，其理与法不相通"。但又认为不必拘于文，不能以辞害意。对于此句经文，历来有不同认识，王冰注曰"秋湿既多，冬水复王，水湿相得，肺气又衰，故冬寒甚则为嗽。"喻昌《秋燥论》则认为"燥之与湿，有霄壤之殊。燥者，天之气也；湿者，地之气也。水流湿，火就燥，各从其类，此胜彼负，两不相谋。""指秋月之燥为湿，是必指夏月之热为寒然后可。"并强调"春伤于风，夏伤于暑，长夏伤于湿，秋伤于燥，冬伤于寒"是六气配四时，符合运气学说。丰富了中医

---

① 困：四库本作"因"。

病因学说。

# 问两感邪从何道而入

答曰：《经》云：两感者，死不治。一日，太阳与少阴俱病，头痛，发热，恶寒，口干，烦满而渴。太阳者，腑也。自背俞而入，人之所共知。少阴者，脏也。自鼻息而入，人所不知也。鼻气通于天，故寒邪无形之气从鼻而入。肾为水也。水流湿，故肾受之。《经》曰：伤于湿者，下先受之。同气相求耳。又云：天之邪气，感则害人五脏。以是知内外两感，脏腑俱病。欲表之，则有里。欲下之，则有表。表里既不能一治，故死矣。故云：两感者不治。然所禀有虚实，所感有浅深，虚而感之深者必死，实而感之浅者，犹或可治。治之而不救者有矣。夫未有不治而获生者也。予尝用此，间有生者，十得二三。故立此方，以待好生君子用之。解利两感神方。

**大羌活汤①**

防风　羌活　独活　防己　黄芩　黄连　苍术　白术　甘草炙
细辛去土，各三钱　知母生　川芎　地黄各一两

上㕮咀，每服半两，水二盏，煎至一盏半，去粗②，得清药一大盏，热饮之。不解再服，三四盏解之亦可，病愈则止。若有余证，并依仲景随经法治之。

【点评】本篇论两感的病因病机证治。认为感邪途径除从皮毛（背俞）而入外，还可从呼吸道（鼻息）侵入。盖"鼻气通于天，故寒邪无形之气从鼻而入"。"天之邪气，感则害人五脏，以是知内外两感，脏腑俱病"。对于两感的治疗，指出虚而感之深者

---

① 大羌活汤：目录此方名前有"解利"之字，后有"附"1字。
② 粗：渣滓。

死，实而感之浅者可治，并立大羌活汤治疗两感伤寒。本方是易水学派为治疗两感的阴阳双解之剂。羌活、独活、防风、苍术、细辛散寒发表，黄芩、黄连、防己、知母、川芎、地黄清里培阴，白术、甘草调和表里。本方升阳与泻火相结合，解表散热，固中培阴，表里和则病自愈，适宜于外感风寒湿邪而里热较重者。

## 清气为荣

清者，体之上也。阳也，火也。离中之阴降，午后一阴生，即心之生血。故曰：清气为荣。

## 浊气为卫

浊者，体之下也。阴也，水也。坎中之阳升，子后一阳生，即肾阳举而使之。故曰：浊气为卫。地之浊不升，地之清能升，为六阳举而使之上也。天之清不降，天之浊能降，为六阴驱而使之下也。《经》曰：地气上为云，天气下为雨。雨出地气，云出天气。此之谓欤！

## 其用在下胆胃膀胱大肠小肠

天、六腑、气、表，其体在上，其用在下。

## 其用在上两目两耳鼻口舌

地、五脏、血、里，其体在下，其用在上。

## 格则吐逆　九窍　五脏

阴极，自地而升，是行阳道，乃东方之气，金石之变，上壅是也。极则阳道不行，反闭于上，故令人吐逆。是地之气不能上行也。逆而下降，反行阴道，故气填塞而不入，则气口之脉大四倍于人迎。此清气反行浊道也，故曰格。

## 关则不便　下窍　六腑

阳极，自天而降，是行阴道，乃西方之气，膏粱之物，下泄是也。极则阴道不行，反闭于下，故不得小便。是天之气不得下通也。逆而上行，反行阳道，故血脉凝滞而不通，则人迎之脉大四倍于气口。此浊气反行清道也，故曰关。

【点评】《灵枢·经脉》有"盛者寸口大三倍于人迎，虚者则寸口反小于人迎"的记载。《素问·六节藏象论》有"人迎一盛，病在少阳。二盛，病在太阳。三盛，病在阳明。四盛已上为格阳。寸口一盛，病在厥阴。二盛，病在少阴。三盛，病在太阴。四盛已上为关阴"的论述。王氏则归纳为清气反行浊道曰格，浊气反行清道曰关。可谓要言不烦。

# 三阳气血多少

寅为少阳，何以复为太阳？一阳初出地之外，即嫩阳也，故谓之少阳。二阳过卯，故谓之阳明。三阳至巳，故谓之太阳之气。升至极之分，便是太阳也。三阳俱为太阳之气，居其底却为少阳也。以此推之，三阳所呼之名异，非有二体也，以其从多少而言之耳。

阳气之极，举阴于九天之上，故水自天而降，故太阳即为寒水也，所以血多而气少。阳明居太阳、少阳之中，二阳合明，故曰阳明，阴阳等也，所以气血俱多。少阳者，初出之气，少而不能鼓舞阴气，阳伏地中尚多，故为龙火。为震，为雷，为足，俱属地之下也，所以气多血少。少阳极举阴于九天之上，肺为卫天之极表也，所以上①气，故肺受之。至高者，肺也，故为手太阴，阴于此为秋气而复降。重阳补下焦元气，重阴补上焦元气。辛为天之味，能补地之分，自上而降于下也。苦为地之味，能补天之分，自下而升于上也。此二者，皆从其源也。六阳俱极举阴于九天之上，故阴自天而降，是阴降于九天之上，而姤卦之阴复何以从下生？盖阴之首虽从天而降，其阴之尾已至地矣。故阴从地而生，所以一阴从五阳之下也。凡所生者，从下皆从乎地也，故地为万物之母。又云：非母不生，从地而生者为春气，从天而降者为秋气，九天之上为夏，九天之下为冬。

【点评】《素问·血气形志》有"夫人之常数，太阳常多血少气，少阳常少血多气，阳明常多气多血，少阴常少血多气，厥阴常多血少气，太阴常多气少血。此天之常数"等论述。王氏以天地阴阳之气的变化来解释经脉气血之多少，体现了天人相应的思想。

---

① 上：四库本作"主"。

# 气血之体

以上下言之，有若立轮，外焉天道，左旋而西，中焉地道，右旋而东，似不相侔。大抵血随气行，夫唱妇随是也。血虽从气，其体静而不动，故气血如磨之形，上转而之西，下安而不动。虽云不动，自有东行之意。以其上动而下静，不得不尔也。天地之道如故，汉守①所言从乎天也，自艮而之巽。晋令②所言从乎地也，自乾而之坤，是以乾坤之用备矣。言天道者，从外而之内也。言地道者，从内而之外也。从外之内者，伤寒也。从内之外者，杂病也。

# 辨表里中三证

假令少阳证，头痛，往来寒热，脉浮弦，此三证但有一者，是为表也。口失滋味，腹中不和，大小便或闭而不通，或泄而不调，但有一者，是为里也。如无上、下、表、里证，余者皆虚热也，是在其中矣。

【点评】论少阳表里中辨证，明白晓畅。

# 辨阴阳二证

阴证：身静，重语无声，气难布息，目睛不了了，鼻中呼不出，

---

① 汉守：此指东汉张仲景，传张仲景曾为太守而名。
② 晋令：此指晋代王叔和，传王叔和曾任太医令而名。

吸不入往来，口与鼻中气冷，水浆不入，大小便不禁，面上恶寒，有如刀刮。

阳证：身动，轻语有声，目睛了了，鼻中呼吸出入，能往而能来，口与鼻中气皆然。

## 辨表伤阴阳二证

身表凉，知在阴经也，名曰阴证。
身表热，知在阳经也，名曰阳证。

## 辨内外伤

伤风，鼻中气出粗，合口不开，肺气通于天也。伤食，口无味，涎不纳，鼻息气匀，脾气通于地也。

外伤，一身尽热，先太阳也。从外而之内者，先无形也。

内伤，手足不和，两胁俱热，知先少阳也。从内之外者，先有形也。

内外俱伤，人迎气口俱盛，或举按皆实大，表发热而恶寒，腹不和而口液，此内外两伤也。

凡诊，则必扪手心、手背，手心热则内伤，手背热则外伤，次以脉别之。

【点评】从感邪途径、临床表现、脉象等方面辨内伤与外伤，反映王氏对内外伤的认识。

# 辨伤寒言足经不言手经①

### 伤寒言足经不言手经图

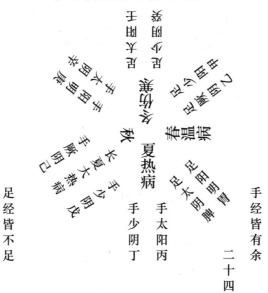

　　冬伤于寒者，春必温病，夏为热病，长夏为大热病。盖因房室劳伤与辛苦之人得之，水亏无以奉春生之令，故春阳气长而为温病也。夏为热病者，是火先动于火未动之时，水预亏于水已王之日，故邪但藏而不为病也。夏令炎蒸，其火既王与前所动者，客邪与主气二火相接，所以为热病也。长夏为大热病者，火之方与秋之分，皆手经居之。木之方与春之分，皆足经居之，所伤者皆足经不足。及夏火王，客气助于手经，则不足者愈不足矣。故所用之药，皆泄有余，而非足经药。何以然？泄有余则不足者补矣。此伤寒本足经，只言足经，而不言手经也。大意如此。至于传手经者，亦有之，当作别论与。夫奇

---

　　① 辨伤寒言足经不言手经：原脱，据目录补。

经之病亦在其中矣。

【点评】自北宋韩祗和《伤寒微旨论》提出"伤寒传足经不传手经"观点后，后世医家有不同看法。王氏认为伤寒"传手经者亦有之"，也为一说。

## 六经传足传手经则愈

阳中之阴水，太阳是也。为三阳之首，能巡经传，亦越经传。

阳中之阳土，阳明是也。夫阳明为中州之土，主纳而不出，如太阳传至此，名曰巡经传也。

阳中之阳木，少阳是也。上传阳明，下传太阴，如太阳传至此，为越经传也。

阴中之阴土，太阴是也。上传少阳为顺，下传少阴为逆，此为上下传也。如太阴传太阳，为误下传也。

阴中之阳水，少阴是也。上传太阴为顺，下传厥阴为生，如太阳传至此，乃表传里也。

阴中之阴木，厥阴也。上传少阴为实，再传太阳为自愈也。

【点评】王氏论伤寒多种传经途径，具体提出了"巡经传""越经传""上下传"等概念，丰富了伤寒传经学说。

## 太阳六传

太阳者，乃巨阳也。为诸阳之首，膀胱经病。若渴者，自入于本也，名曰传本。

太阳传阳明胃土者，名曰巡经传。为发汗不彻，利小便，余邪不尽，透入于里也。

太阳传少阳胆木者，名曰越经传。为元①受病，脉浮，无汗，当用麻黄而不用之故也。

太阳传少阴肾水者，名曰表传里。为得病急，当发汗而反下，汗不发，所以传也。

太阳传太阴脾土者，名曰误下传。为元受病，脉缓，有汗，当用桂枝而反下之所致也。当时腹痛，四肢沉重。

太阳传厥阴肝木者，为三阴不至于首，唯厥阴与督脉上行，与太阳相接，名曰循经得度传。

【点评】太阳病为外感热病的初期，有多种传变途径。"太阳六传"阐述了太阳病六种可能传变的途径，赋予传变名称，分析其传变原因，具有临床意义。

## 太阳证

太阳证，头项痛，腰脊强，发热，恶寒，无汗，脉尺寸俱浮而紧，是发于阳。阳者，卫也。麻黄汤主之。

麻黄一两半，去节　桂枝一两，去皮　杏仁二十粒，汤浸，去皮尖　甘草半两，炙

上剉，每服五钱，水一盏煎，温服。

太阳证，头项痛，腰脊强，发热，恶寒，自汗，脉尺寸俱浮而缓者，荣也，桂枝汤主之。

桂枝去皮　芍药　甘草各等分

上剉，每服八钱，水一盏半，姜、枣同煎，温服。

---

① 元：同"原"。

**【点评】**本篇论述太阳证的表证：麻黄汤证与桂枝汤证，指出了两者的主要鉴别点：无汗与自汗，并强调脉象同中有异。方药采用煎散方法，体现了宋元特点。

### 桂枝麻黄各半汤

太阳证，头痛，发热，自汗，恶风，脉当缓而反紧，伤风得伤寒脉也。

太阳证，头痛，发热，无汗，恶寒，脉当急而反缓，伤寒得伤风脉也。

二证脉不同本经，大青龙汤主之。易老桂枝麻黄各半汤，此言外之意。杨氏云：非明脉者，不可用大青龙汤。以其有厥逆、筋惕肉瞤及亡阳之失也。故易老改为九味羌活汤，而不用桂枝、麻黄也。羌活汤，不论有汗、无汗，悉宜服之，但有缓急不同矣。九味羌活汤药证加减、服饵缓急，具见于后。

**【点评】**"伤风得伤寒脉""伤寒得伤风脉"，不用大青龙汤。而用桂枝麻黄各半汤，或改用九味羌活汤，体现了尊古不泥古，灵活应用的精神。

### 桂枝二麻黄一汤

太阳证，发热，恶寒，自汗，脉缓。

太阳证，发热，恶风，无汗，脉缓。

此易老元将麻黄一桂枝二治上二证，后复改用羌活汤。

## 太阳头痛

太阳膀胱脉浮紧，直至寸口，所以头痛者，头与寸口俱高之分也。兼厥阴与督脉会于巅，逆太阳之经，上而不得下，故壅滞为头痛于上也。左手浮弦，胸中痛也。沉弦，背俞①痛。右手浮弦者亦然。头痛者，木也。最高之分惟风可到。风则温也，治以辛凉，秋克春之意，故头痛皆以风药治之者，总其体之常也。然各有三阴、三阳之异焉。故太阳则宜川芎，阳明则宜白芷，少阳则宜柴胡，太阴则宜苍术，少阴则宜细辛，厥阴则宜吴茱萸也。

【点评】论头痛病机与六经头痛治疗药物，对于临床具有重要意义。

## 治三阳则不可越经

假令治太阳、阳明，不可遗太阳而只用阳明药，余仿此。用三阳经解药后，身番复②重者，若烦，则是有阳明也。若不烦而番复轻者，知不传三阴也。不传三阴，则为解也。大抵三阴之体静重，与湿相同。伤寒五日后，无汗，谓谷消、水去、形亡，故下之。三日前，谓内有水谷，故汗之。

## 问桂枝汤发字

发汗，或云当得汗解，或云当发汗、更发汗、并发汗，宜桂枝汤者数方，是用桂枝发汗也。复云：无汗不得服桂枝。又曰：汗家不得重发汗。又曰：发汗过多者，却用桂枝甘草汤，是闭汗也。一药二用，如何说得？仲景发汗，与《本草》之义相通为一？答曰：《本草》云：桂味辛、甘、热，无毒，能为百药长，通血脉，止烦。出汗者，是调血而汗自出也。仲景云：脏无他病，发热，自汗者，此卫气不和也。又云：自汗者为荣气和，荣气和则

① 俞：原作"愈"，据四库本改。
② 番复：反复。

外不谐，卫气不与荣气相和谐也，荣气和则愈，故皆用桂枝汤调和荣卫。荣卫既和，则汗自出矣。风邪由此而解，非桂枝能开腠理，发出汗也。以其固闭荣血，卫气自和，邪无容地而出矣，其实则闭汗孔也。昧者不解闭汗之意，凡见病者，便用桂枝汤发汗，若与中风自汗者合，其效桴鼓。因见其取效而病愈，则曰：此桂枝发出汗也。遂不问伤寒无汗者，亦与桂枝汤，误之甚矣。故仲景言，无汗不得服桂枝，是闭汗孔也。又云：发汗多，叉手冒心，心悸欲得按者，用桂枝甘草汤。是亦闭汗孔也。又曰：汗家不得重发汗，若桂枝汤发汗，是重发汗也。凡桂枝条下言"发"字，当认作"出"字，是汗自然出也。非若麻黄能开腠理而发出汗也。《本草》"出汗"二字，上文有通血脉一句，是非三焦、卫气、皮毛中药，是为荣血中药也。如是则"出汗"二字，当认作"荣卫和，自然汗出"，非桂开腠理而发出汗也。故后人用桂治虚汗，读者当逆察其意则可矣。噫！神农之作于其前，仲景之述于其后，前圣后圣，其揆①一也。

【点评】本篇论述桂枝汤通过调和营卫发汗闭汗之功效，"荣卫既和，则汗自出"，"其实则闭汗孔也"。揭示了桂枝汤的双向调节作用。

## 太阳禁忌不可犯

小便不利，不可更②利之，利之是谓犯本。犯本则邪气入里不能解，此犯之轻也。以是五苓散不可妄用。大便不可易动，动之是谓动血。动血是谓犯禁，此犯之重也。表在不可下，下之是为犯禁，此犯之尤重也。下之，为恶风、恶寒、头痛。待表证悉罢，方可下之也。

---

① 揆：准则。
② 更：四库本作"便"。

脉浮紧者，犯之必结胸。脉浮缓者，犯之必痞气。

【点评】强调太阳腑证不可妄利小便，大便不可易动，表证未解不可攻下。

## 太阳证当汗

不咽干，不衄，不淋，不渴，小便自利，不经发汗，则当发之。

## 太阳证不当汗

咽干，淋，渴，鼻衄，小便不利，已经发汗，不得重发。如无已上忌证，虽发汗，邪气未尽，亦得重发之。

【点评】"当汗""不当汗"是对《伤寒论》汗法及禁忌的总结。

## 当汗而不汗生黄

其证为风寒所伤，阳气下陷入于内，而排寒水上行于经络之间。本当发汗，因以彻其邪，医失汗之，故生黄也。脾主肌肉、四肢，寒湿与内热相合，而生黄也。

【点评】论生黄原因：失汗、寒湿与内热相合。

## 当汗而发汗过多成痓①

其证因发汗太过，腠理开泄，汗漏不止，故四肢急，难以屈伸。

---

① 痓：疑为"痉"之形误。一说痓为痉病之轻者。

## 不当汗而汗成畜血

畜血，其证燥火也。当益津液为上，而反汗，以亡其津液，其毒扰阳之极，则侵阴也，故燥血而畜于胸中也。

## 血证见血自愈

太阳病入膀胱，小便利而赤，畜血证也。血自下者，愈也。

【点评】此乃《伤寒论》桃核承气汤证。

## 知可解

战而汗解者，太阳也。不战有汗而解者，阳明也。不战无汗而解者，少阳也。若先差经必不尔矣。

太阳传阳明，其中或有下证，阳明证反退，而热兼不渴，却退显少阳证，是知可解也。

太阳证知可解者，为头不痛，项不强，肢节不痛，则知表易解也。

阳明知可解者，为无发热、恶寒，知里易解也。

少阳证知可解者，寒热日不移时而作，邪未退也。若用柴胡而移其时，早移之于晏，晏移之于早，气移之于血，血移之于气，是邪无可容之地，知可解也。

【点评】论三阳病之可解症，为王氏之经验之谈。

## 知不可解

服解药而去沉困，只头痛，目闷，是知湿去而风不去，则欲解也。若风去而湿不去，则不解。何以然？风则高，湿则下，而入里也。

## 脉知可解不可解

可解之脉浮而虚，不可解之脉浮而实。浮而虚者，只是在表。浮而实者，知已在里也。汗多不解者，转属阳明也。伤寒不头痛，知邪不在经。若头痛者，知邪在经也。

## 易老解利法

经云：有汗不得服麻黄，无汗不得服桂枝。若差服，则其变不可胜数，故立此法，使不犯三阳禁忌。解利神方。

### 九味羌活汤

羌活 治太阳肢节痛，君主之药也。然非无以为主也，乃拨乱反正之主。故大无不通，小无不入，关节痛非此不治也　防风 治一身尽痛，乃军卒中卑下之职，一听军令，而行所使，引之而至　苍术 别有雄壮上行之气，能除湿，下安太阴，使邪气不纳传之于足太阴脾　细辛 治足少阴肾苦头痛　川芎 治厥阴头痛在脑　香白芷 治阳明头痛在额　生地黄 治少阴心热在内　黄芩 治太阴肺热在胸　甘草 能缓里急，调和诸药

已上九味，虽为一方，然亦不可执。执中无权，犹执一也。当视其经络前后、左右之不同，从其多少、大小、轻重之不一，增损用之，其效如神。即此是口传心授。吹咀，水煎服。若急汗，热服，以羹粥

投之。若缓汗，温服①，而不用汤投之也。

脉浮而不解者，先急而后缓。

脉沉而不解者，先缓而后急。

九味羌活汤不独解利伤寒，治杂病有神。

中风行经者，加附子。中风秘涩者，加大黄。中风并三气合而成痹等证，各随十二经上下、内外、寒热、温凉、四时、六气，加减补泻用之。炼蜜作丸尤妙。

【点评】九味羌活汤首见于张元素《洁古家珍》，但有名无方，方药首载于本书。本方具有发汗祛湿，兼清里热的功效。临床表现为恶寒发热、肌表无汗、头痛项强、肢体酸楚疼痛、口苦而渴等症状。对于外感风寒湿邪，内有蕴热之证疗效肯定，并附有随证加减法。九味羌活汤中羌活辛苦性温为君药，散寒解表、祛风胜湿，升太阳经和督脉之阳，对表实挟湿证，尤其是治疗风湿相搏的关节疼痛、头痛项强有特效。防风辛温解表，祛风胜湿，散寒止痛，为风药中之润剂，随引进之药达于一身。苍术苦辛温燥，有发汗祛湿之效，二药共为臣药，助羌活散寒除湿止痛之功。细辛、白芷、川芎分入少阴、阳明、厥阴经，祛风散寒，通痹止痛。生地入手阴经清心热，黄芩入手太阴经清气中之热，共为佐药。甘草调和诸药，为使药。临床使用时仍需根据不同时节与症状进行加减化裁。本方与麻黄汤、桂枝汤同属于辛温解表剂，然方中并未使用麻、桂等受季节所限之品，此方为张元素所创代替麻黄汤、桂枝汤的方剂，并成为后世，直至今天临床上仍为治疗外感风寒的常用方剂，开创了新的用药风格，是易水学派的重要贡献之一。

---

① 温服：四库本此后有"之"字。

## 当汗而下之成协热利

当各随三阳本证，表药发之。发之表①解，下利自愈。若不愈者，方可以利药治之。

## 太阳一下有八变

太阳病下之，其脉促，不结胸者，此为欲解也。脉浮者，必结胸。脉紧者，必咽痛。脉弦者，必两胁拘急。脉细数者，头痛不止。脉沉紧者，必欲呕。脉沉滑者，协热利。脉浮滑者，必下血。

【点评】语本《伤寒论》太阳病下篇，王氏归纳为八变。

## 里传表

太阳病，反下之，因而腹满时痛者，属太阴也，桂枝加芍药汤主之。至于大实痛者，胃也，桂枝加大黄汤主之。已传戊，妇告夫也。所以为里传表，即名误下传也。

## 伤寒杂证误下变有轻重

或问曰：伤寒、杂证一体，若误下之，甚者变大？答曰：非一体也。伤寒误下，变无定体。杂病误下，变有定体。何以然？伤寒自外而入阳也，阳主动。杂病自内而出阴也，阴主静。动者犯之，其变无穷。静者犯之，其变止痞与腹胁痛而已。故变无穷者为重，痞与腹胁痛者为轻也。

---

① 表：四库本作"未"。

## 五苓散为下药

五苓散为下药,乃太阳里之下药也。太阳高则汗发之,下则引而竭之。渴者,邪入太阳本也,当下之,使从膀胱出也。

肾燥,膀胱热,小便不利,此药主之。小便利者,不宜用。然太阳病,热而渴,小便虽利,亦宜五苓散下之。

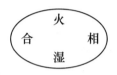

【点评】此乃广义之下法,非承气类之下法。

## 当服不服则生何证

答曰:当服不服则谷消,水去,形亡。必就阳明燥火戊胃发黄,故有调胃汤证。此太阳入本,失下也,由不曾服五苓散。

## 不当服服之则生何证

答曰:不当服而服之,是为犯本。小便强利,津液重亡。侵阳之极则侵阴,而成血证也。轻则桃仁承气汤,重则抵当汤。故五苓散调和阴阳者也。乃太阳、阳明之间,故为调和之剂。

## 酒毒小便赤涩宜五苓散

若热在中焦,未入太阳之本,小便自利而清,是津液已行。若与五苓散利之,是重涸肾水也。不惟重涸肾水,酒毒之热亦不能去,故上下不通而溺涩，则为发黄也。若入血室，则为畜血也。

【点评】此处扩大五苓散的临床应用，清利酒毒。而现代药理证明五苓散对乙醇代谢有明显影响，可防治急性与慢性乙醇中毒。两者不谋而合。

## 五苓散以泻湿热　火　土　入水

假令太阳证，伤寒自外入，标本有二说：以主言之，膀胱为本，经络为标。以邪言之，先得者为本，后得者为标。此标先受之，即是本也。后入于膀胱，本却为标也。此乃客邪之标本也，治当从客之标本。

小肠，火为本。

膀胱，水为本。

寒毒之气从标入本，邪与手经相合，而下至膀胱，五苓散主之。桂枝，阳中之阳。茯苓，阳中之阴。相引而下入于本，道出邪气。

丙火　手经　自上之下　足经　壬水
　　　小肠　自下之上　膀胱

火邪之气，从下之上，以内为本。水中有火，火为客气，当再责其本。两肾相通，又在下部，责在下焦。下焦如渎，相火明也。生地黄、黄柏主之。邪从本受，下焦火邪，遗于小肠，是热在下焦，填塞不便，自内而之外也。

## 表之里药

桂、术、泽泻、猪苓、茯苓，为阳中之阴。

## 里之表药

生地黄、黄柏、黄连,为阴中之阳。

治酒病,宜发汗。若利小便,炎焰不肯下行,故曰火郁则发之。辛温散之,是从其火体也。是知利小便,利湿去热,不去动大便,尤为疎①远。大便者,有形质之物。酒者,无形水也。从发而汗之,最为之近。是湿热俱去,治以辛温,发其火也。佐以苦寒,除其湿也。

【点评】治酒病宜辛温发散是王氏的经验之谈。

## 加减凉膈退六经热

易老法:凉膈散减大黄、芒硝,加桔梗。同为舟楫之剂,浮而上之,治胸膈中与六经热。以其手足少阳之气俱下胸膈中,三焦之气同相火游行于身之表。膈与六经乃至高之分,此药浮载,亦至高之剂。故能于无形之中,随高而走,去胸膈中及六经热也。

【点评】以上为有关太阳证的论述。将太阳证分为表证与里证,论当汗不当汗,可解不可解。在治疗方面除麻黄汤、桂枝汤等外,又增九味羌活汤发汗祛湿,兼清里热。并对五苓散进行阐发,认为"五苓散为下药",是治疗太阳里证的重要方剂,将五苓散的临床应用扩大,以其能清湿热、利小便,而用于治疗酒毒等。

---

① 疎:同"疏"。

# 阳明证

阳明证，身热，目疼，鼻干，不得卧，不恶风寒而自汗，或恶热，脉尺寸俱长，白虎汤主之。

石膏<sub>辛寒入肝</sub>　知母<sub>苦寒入肾</sub>　甘草　粳米之甘<sub>居中，挽二药上下</sub>

【点评】论述阳明经证的临床表现与治疗方药。

## 阳明证禁忌不可犯

不当发汗，不当利小便。若发汗、利小便，竭其津液，则生畜血证也。唯当益津液为上，以其火就燥也。益津液者，连须葱白汤是也。汗多亡阳，下多亡阴，小便重利之走气，三者虽异，为言少津液则一也。

【点评】论述阳明病禁忌证。提示阳明证不可发汗、不可利小便，否则生变而成蓄血证。因汗、下皆可致津伤，津伤则生火燥，治疗需注重滋生津液。李东垣《医学发明·六经禁忌》曾论述"足阳明胃之经，有二禁。尺寸脉俱长，身热目病，鼻干不得卧，不得发汗，不得利小便"，提示阳明热盛，不得发汗、利小便，以免热盛津伤更甚。

## 汗多亡阳

汗者，本所以助阳也。若阳受阴邪，寒结无形，须当发去阴邪，以复阳气，所谓益阳而除风寒客气也。阴邪已去，而复汗之，反伤阳也。《经》曰：重阳必阴，故阳气自亡。汗多亡阳，此之谓也。

## 下多亡阴

下者，本所以助阴也。若阴受阳邪，热结有形，须当除去已败坏者，以致新阴。此所谓益阴而除火热邪气也。阳邪已去，而复下之，反亡阴也。经曰：重阴必阳，故阴气自亡。下多亡阴，此之谓也。

## 汗无太早

非"预早"之早，乃"早晚"之早也。谓当日午以前为阳之分，当发其汗。午后阴之分也，不当发汗。故曰：汗无太早，汗不厌早，是为善攻。

## 下无太晚

非"待久"之晚，乃当日巳①后为阴之分也，下之。谓当巳前为阳之分也。故曰：下无太晚，下不厌晚，是为善守。汗本亡阴，以其汗多，阳亦随阴而走。下本泻阳，以其下多，阴亦随阳而走。故曰：汗多亡阳，下多亡阴也。

若犯发汗多，畜血上焦为衄。

若犯利小便多，畜血下焦为发狂。其人如狂也。

【点评】汗法宜属阳分的午前进行，故"汗无太早"。下法宜属阴分的午后进行，故"下无太晚"。但不能太过，太过则亡阳或亡阴。

---

① 巳：时辰名。巳时即上午9时至11时。

### 白虎加桂枝汤

伤寒，脉尺寸俱长，自汗大出，身表如冰石。至脉传入于里，细而小，其人动作如故，此阳明传入少阴，戊合癸，即夫传妇也，白虎加桂枝汤主之。然脉虽细小，亦当以迟疾别之。此证脉疾而非迟，故用此法。

【点评】脉疾为本证之辨证眼目。

### 白虎加栀子汤

治老幼及虚人，伤寒五六日，昏冒，谵语，或小便淋，或涩，起卧无度，或烦而不眠也，并宜此药。

## 伤暑有二

### 白虎加人参汤

动而伤暑，心火大盛，肺气全亏，故身热，脉洪大。动而火胜者，热伤气也，白虎加人参汤主之。辛苦人多得之，不可不知也。

【点评】伤暑热盛之证治。

### 白虎加苍术汤

静而伤暑，火乘金位，肺气出表，故恶寒，脉沉疾。静而湿胜者，身体重也，白虎加苍术汤主之。安乐之人多受之，不可不知也。

春不服白虎，为泻金也。秋不服柴胡，为泻木也。此言体之常。

【点评】伤暑湿胜之证治。

### 栀子豉汤

烦者，气也。躁者，血也。气主肺，血主肾。故用栀子以治肺烦，用香豉以治肾躁。烦躁者，懊憹，不得眠也。

少气，虚满者，加甘草。如若呕哕者，加生姜、橘皮。下后腹满而烦者，栀子厚朴枳实汤。下后身热，微烦者，栀子甘草干姜汤。

## 烦躁

火入于肺，烦也。火入于肾，躁也。烦躁俱在上者，肾子通于肺母也。发润如油，喘而不休，总言肺绝。鼻者，肺之外候，肺气通于鼻。鼻中气出粗大，是肺也。发者，血之余，肾气主之。发润如油，火迫肾水至高之分，是水将绝也。仲景以发润、喘大为肺绝，兼其肾而言之。发在高巅之上，虽属肾，肺为五脏之至高，故言肺绝兼肾也。大抵肺肾相通，肺既已绝，则肾不言而知其绝矣。或曰：烦者，心为之烦。躁者，心为之躁。何烦为肺，躁为肾耶？夫心者，君火也。与邪热相接，上下通热。金以之而燥，水以之而亏。独存者，火尔。故肺、肾与心合而为烦躁焉。此烦虽肺，躁虽肾，其实心火为之也。

若有宿食而烦躁者，栀子大黄汤主之。

【点评】论烦躁与肺肾心的关系。

## 问邪入阳明为谵语妄言错失此果阳明乎

答曰：足阳明者，胃也。岂有其言哉？伤寒始自皮毛入，是从肺中来，肺主声，入于心则为言。胃即戊也。戊为火化，下从肾、肝。

## 伤寒杂证发热相似药不可差

伤寒表证，发热，恶寒而渴，与下证同。但头痛，身热，目疼，鼻干，不得卧，白虎汤主之，乃阳明经病也。正阳阳明气病，脉洪大，先无形也。杂病里证，发热，恶热而渴，但目赤者，病脏也。手太阴肺不足，不能管领阳气也，宜以枸杞、生地黄、熟地黄之类主之。脉洪大，甚则呕血，先有形也。

【点评】论外感内伤发热之不同治法。

## 二证相似药不可差

气病在表，误用血药，无伤也。为安血而益阴也。血病在里，误用气药白虎汤者，非也。为泻肺而损阴也。

## 狂言谵语郑声辨

狂言者，大开目，与人语，语所未尝见之事，即为狂言也。谵语者，合目自言，言所日用常见常行之事，即为谵语也。郑声者，声战无力，不相接续，造字出于喉中，即郑声也。

【点评】辨狂言、谵语、郑声，三者分明。

## 呕吐哕胃所主各有经乎

答曰：胃者，总司也。内有太阳、阳明、少阳三经之别，以其气血多少，而与声、物有无之不同。即吐属太阳，有物无声，乃血病也。有食入即吐呕、食已则吐、食久则吐之别。

呕属阳明，有物有声，气血俱病也。仲景云：呕多，虽有阳明证，不可下。

哕属少阳，无物有声，乃气病也。以此推之，则大便亦各有经耳。但察其有物无声、有物有声、无物有声，则知何经也。至于脾病，后出余气，以五臭①分之，则知何脏入中州而病也。

## 阳证发癍

有下之早而发者，有失下而发者，有胃热胃烂而发者，然得之虽殊，大抵皆戊助手少阴②心火，入于手太阴肺也。故红点如癍，生于皮毛之间耳。白虎汤、泻心汤、调胃承气汤，从所当而用之，及当以肺脉别也。

【点评】论发癍病机，心火入于肺及治疗。

## 伤寒之经有几

答曰：有九。太阳、阳明、少阳、太阴、少阴、厥阴，是为六也。有太阳阳明，有少阳阳明，有正阳阳明，是为三也。非九而何？阳明者，太阳、少阳俱入于胃，故曰正阳阳明也。前三经者，阳明自病，不入于里者，谓之在经，不为正阳阳明矣。

## 三阳从中治

太阳阳明，大承气汤。少阳阳明，小承气汤。正阳阳明，调胃承气汤。以汗证言之，以少阳居其中，谓太阳证为表，当汗。阳明证为里，当下。少阳居其中，故不从汗下，和之，以小柴胡汤从少阳也。以下证言之，阳明居其中，谓太阳经血多气少，阳明经气血俱多，少阳经气多血少。若从太阳下，则犯少阳。从少阳下，则犯太阳，故止从阳明也。此三阳合病，谓之正阳阳明，不从标本，从乎中也。缘阳

---

① 臭(xiù 秀)：气味。
② 阴：原作"阳"，四库本同。据医理改。

明经居太阳、少阳之中，此经气血俱多，故取居其中，是以不从太阳、少阳，而从阳明也。阳明自病，调胃承气汤主之。三阳并病，白虎汤主之，是从乎中也。

【点评】论三阳合病从中治。

## 经言胃中有燥屎五六枚何如

答曰：夫胃为受纳之司，大肠为传导之腑，燥屎岂有在胃中哉？故经言：谷消，水去，形亡也。以是知在大肠，而不在胃中明矣。

胃实者，非有物也，地道塞而不通也。故使胃实，是以腹如仰瓦。注曰：《难经》云：胃上口为贲门，胃下口为幽门，幽门接小肠上口。小肠下口即大肠上口也。大、小二肠相会为阑门。水渗泄入于膀胱，粗滓入于大肠，结于广肠。广肠者，地道也。地道不通，土壅塞也。则火逆上行至胃，名曰胃实。所以言阳明当下者，言上下阳明经不退也。言胃中有燥屎五六枚者，非在胃中也，通言阳明也。言胃是连及大肠也。以其胃为足经，故从下而言之也。从下而言，是在大肠也。若胃中实有燥屎，则小肠乃传导之腑，非受盛之府也。启玄子云：小肠承奉胃司，受盛糟粕，受已复化，传入大肠。是知燥屎在大肠之下，即非胃中有也。

【点评】《灵枢·本输》："大肠小肠皆属于胃。"胃赅大小肠。

## 如何是入阴者可下

答曰：阳入于阴者可下，非入太阴、少阴、厥阴之三阴也，乃入三阳也。三阳者，非太阳、少阳、阳明之三阳也，乃胃与大、小二肠之三阳也。三阳皆为腑，以其受盛水谷，传导有形，故曰入于阴也。仲景云：已入腑者可下。此之谓也。

## 评《热论》藏字

黄帝问：伤寒或愈，或死，其死皆以六七日，其愈十日已上者何？岐伯对：以热虽甚不死，两感者死。帝问其状，岐伯云：一日太阳，二日阳明，三日少阳，继之三阳经络皆受病，而未入于藏者，可汗而已。此藏物之藏，非五藏之藏也。若三阳经入于藏物之藏，是可泄也。可泄一句，于此不言，便言四日太阴，五日少阴，六日厥阴。于此却不言可泄，但言三阴三阳、五藏六府皆受病。荣卫不行，五藏不通，则死。此一节是言两感也。故下文却言两感于寒者，七日巨阳衰，至十二日六经尽衰，大气皆去，其病已矣。是通说上文六日所受之病也。以此知前文四日太阴，五日少阴，六日厥阴，皆在经络，故十二日愈也。岂可便以太阴、少阴、厥阴为可泄乎？帝问治，岐伯对：以治之各通其藏脉，日衰已矣。是通说上文六日所受之病，并十二日衰已之意尽矣。终复言其未满三日可汗而已。又言其满三日可泄而已一句，是重前文三阳受病，未入于藏者可汗。其满三日，已入于藏物之藏者可泄也。后三阴经，岐伯虽不言可汗、可泄，止是在经者便可汗，在藏物之藏者便可下也。何必穿凿无已，以前三日为三阳，后三日为三阴耶？若认藏字为五藏之藏，则前后颠倒不通。若认藏字作藏物之藏，则前后辞理皆顺矣。故仲景曰：已入于府者可下。新校正云："府"字当作"藏"字，《太素》亦云作府，何疑之有？

仲景太阳阳明，大承气。少阳阳明，小承气。正阳阳明，调胃承气，是三阳已入于藏者泄之也。太阴，桂枝汤。少阴，麻黄附子细辛汤。厥阴，当归四逆汤，是三阴未入于藏者汗之也。

【点评】本篇辨《热论》藏字，认为要区分藏物之藏与藏府之藏。邪入藏物之藏，可泄，用三承气汤。为王氏个人的认识。

### 大承气汤①

大、小、调胃三承气汤，必须脉浮，头痛，恶风，恶寒，表证悉罢，而反发热，恶热，谵言妄语，不大便者，则当用之。凡用下药，不论大小，若不渴者，知不在有形也，则不当下。若渴者，则知缠有形也，缠有形是为在里，在里则当下，大承气汤主之。

大黄<sub>用酒浸，治不大便，地道不通行，上引大黄至巅而下</sub> 厚朴<sub>姜汁制，治肠胁膜胀满</sub> 芒硝<sub>治肠转矢气，内有燥屎。《本草》云：味辛以润肾燥。今人不用辛字，只用咸字，咸能耎坚，与古人同意</sub> 枳壳<sub>麸炒，治心下痞，按之良久，气散病缓。此并主心下满，乃肝之气盛也</sub>

六腑受有形，主血，阴也。

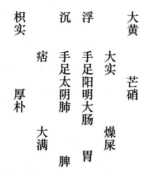

五脏主无形，是气，阳也。

### 小承气汤②

小承气汤，治实而微满，状若饥人食饱饭，腹中无转矢气。此大承气只减芒硝。心下痞，大便或通，热甚须可下者，宜用此。

大黄<sub>生用</sub> 厚朴<sub>姜制</sub> 枳壳<sub>麸炒</sub>

张仲景曰：杂证用此，名曰三物厚朴汤。

---

① 大承气汤：原脱，据目录补。
② 小承气汤：原脱，据目录补。

### 调胃承气汤①

调胃承气汤，治实而不满。不满者，腹状如仰瓦，腹中转而矢气，有燥屎，不大便而谵语者。

大黄酒浸。邪气居高，非酒不至。譬如物在高巅，人力之所不及，则射以取之，故以酒炒用。大黄生者，苦泄峻必下，则遗高之分邪热也。是以愈后，或目赤，或喉痹，或头肿，或膈食上热疾生矣　甘草炙。《经》云：以甘缓之　芒硝以辛润之，又曰以咸耎之

已上三法，不可差也。若有所差，则无形者有遗。假令调胃承气证，用大承气下之，则愈后元气不复，以其气药犯之也。大承气证，用调胃承气下之，则愈后神痴不清，以其气药无力也。小承气证，若用芒硝下之，则或下利不止，变而成虚矣。三承气岂可差乎？

【点评】王氏归纳三承气汤的临床应用。大承气汤用于大实、燥屎、痞、大满，即后世所说的痞满燥实。小承气汤用于实而微满。调胃承气汤用于实而不满。有临床指导意义。

### 大柴胡汤②

大柴胡汤，治有表复有里。有表者，脉浮，或恶风，或恶寒，头痛，四症中或有一二尚在乃是，十三日过经不解是也。有里者，谵言妄语，掷手扬视，此皆里之急者也。欲汗之则里已急，欲下之则表证仍在，故以小柴胡中药调和三阳，是不犯诸阳之禁。以芍药下安太阴使邪气不纳，以大黄去地道不通，以枳实去心下痞闷，或湿热自利。若里证已急者，通宜大柴胡汤，小柴胡减人参、甘草，加芍药、枳实、大黄是也。欲缓下之，全用小柴胡加枳实、大黄亦可。

【点评】"有表复有里"为大柴胡汤证的辨证眼目。

以上阳明证内容王氏归纳为白虎汤证、白虎加桂枝汤证、白

---

① 调胃承气汤：原脱，据目录补。
② 大柴胡汤：原脱，据目录补。

虎加栀子汤证、白虎加人参汤证、白虎加苍术汤证、三承气汤证、大柴胡汤证等不同证型，有利于对阳明病及兼证的辨证论治。并对阳明病常见的烦躁、狂言、谵语、郑声、呕吐、哕、发斑、燥屎及暑证、治法与治禁等进行阐发。反映了王氏有关阳明病的学术思想，丰富了仲景学说。

# 少阳证

## 小柴胡汤①

少阳证，胸胁痛，往来寒热而呕，或咳而耳聋，脉尺寸俱弦，小柴胡汤主之。

柴胡少阳，半夏太阳，黄芩阳明，人参太阴，甘草太阴，姜、枣辛甘发散。

上各随仲景本条下加减用之，则可矣。药如本法。

【点评】王氏归纳少阳证小柴胡汤的临床表现，并认为柴胡主少阳，半夏主太阳，黄芩主阳明，人参、甘草主太阴，姜、枣辛甘发散，体现了小柴胡汤"和法"的精神，对临床有指导意义。

## 少阳证禁忌不可犯

忌发汗，忌利小便，忌利大便，故名三禁汤，乃和解之剂。若犯之，则各随上下、前后本变，及中变与诸变，不可胜数，医者宜详之。

【点评】"忌发汗，忌利小便，忌利大便"或许是《伤寒论》少

---

① 小柴胡汤：原脱，据目录补。

阳病的治疗禁忌。原文曰："少阳中风，两耳无所闻，目赤，胸中满而烦者，不可吐下，吐下则悸而惊。""少阳不可发汗，发汗则谵语。"后世习惯上将小柴胡汤作为治疗少阳病的主方，联系少阳病的治禁，故名为"三禁汤"。但不论从《伤寒论》原文还是临床去认识小柴胡汤，本方确实具有发汗功效。《伤寒论》将小柴胡汤归入发汗剂，如《伤寒论·辨可发汗病脉证并治》载："中风往来寒热，伤寒五六日以后，胸胁苦满，嘿嘿不欲饮食，烦心喜呕，或胸中烦而不呕……小柴胡汤主之。"王叔和《脉经》卷七也将小柴胡汤编排在"病可发汗证"篇。又《伤寒论》原文曰："凡柴胡汤病证而下之，若柴胡证不罢者，复与柴胡汤，必蒸蒸而振，却复发热汗出而解。"也就是说小柴胡汤具有促使战汗的功效。临床也有服用小柴胡汤不当致过汗的记载。至于"和法"，是把多种治法合在一起应用以治病的方法，兼顾到病症的各个方面。小柴胡汤是"和法"中的一种方法。小柴胡汤的临床应用很广泛，但不能认为凡用小柴胡汤治疗的都是少阳病。

## 如何是半表半里

答曰：身后为太阳，太阳为阳中之阳，阳分也。身前为阳明，阳明为阳中之阴，阴分也。阳为在表，阴为在里。即阴阳二分，邪在其中矣。治当不从标本，从乎中治，此乃治少阳之法也。太阳膀胱，水寒也。阳明大肠，金燥也。邪在其中，近后膀胱水则恶寒，近前阳明燥则发热，故往来寒热也。此为三阳之表里，非内外之表里也。但不可认里作当下之里，故以此药作和解之剂，非汗非下也。

【点评】王氏认为"半表半里"为三阳之表里，非内外之表里。故里不可作当下之里，用小柴胡汤和解，"和解"实为和里解表。

## 半表半里有几

邪在荣卫之间，谓之半表里也。太阳、阳明之间，少阳居身之半表里也。五苓散分阴阳，膀胱经之半表里也。理中汤治泻吐，上下之半表里也。

【点评】《伤寒论》有"半在里半在外"的记载。成无己《注解伤寒论》认为"病有在表者，有在里者，有在半表半里者。此邪气在表里之间，谓之半表半里证"。此处王氏从荣卫、经络、阴阳、上下分半表半里，则表里无限可分。

## 问妇人经病大人小儿内热潮作并疟疾寒热其治同否

答曰：帝问：病之中外者何？岐伯对曰：从内之外者，调其内。若盛于外者，先治内而后治外。从外之内者，治其外。若盛于内者，先治外而后治内。此言表里所出之异也。又云：中外不相及，则治主病者。中外不相及者，半表半里也。自外入者有之，自内出者亦有之。外入内出虽异，邪在半表半里则一也。此中外不相及为少阳也。治主病者，治少阳也。帝问：寒热之病，恶寒发热如疟。或发一日，或发间日。岐伯对：以胜复之气会遇之时有多有少，阴多阳少，其发日远。阳多阴少，其发日近。此胜复相薄①，盛衰之节，疟亦同法。疟者，少阳也。少阳者，东方之气也。逆行则发寒，顺行则发热，故分之气异，往来之不定也。妇人经水适断，病作少阳治之。伤寒杂病一体。《经》云：身有病而有邪脉，经闭也。又云：月事不来者，胞脉闭也。经闭者，尺中不至。胞闭者，生化绝源。二者皆血病也，厥阴主之。厥阴病则少阳病矣，累及其夫也。小儿外感内伤，若有潮作

---

① 薄：通"搏"，搏击。《素问·至真要大论》："此胜负相薄。"

寒热等证，并同少阳治之，男女同候。已上男子、妇人、小儿、闺女，或实作大热，或变成劳，脉有浮、中、沉之不同，故药有表、里、和之不一。察其在气在血，定其行阴行阳，使大小不失其宜，轻重各得其所，逆从缓急，举无不当，则可以万全矣。此少阳一治，不可不知也。

【点评】本篇从病之中外、阴阳胜复等方面论述妇人经病、疟疾、寒热等病证从少阳论治的机制。指出"药有表、里、和之不一"，要"大小不失其宜，轻重各得其所"。对临床有指导意义。

## 热有虚实外何以别

答曰：五脏，阴也。所主皆有形，骨、肉、筋、血、皮毛是也。此五脏皆阴足，是为实热，阴足而热不能起理也。阴足而热反胜之，是为实热。若骨痿、肉烁、筋缓，血枯、皮聚、毛落，五阴不足，而为热病，是虚热。

【点评】以五脏盛衰辨热之虚实。

## 少阳杂病①

妇人先病恶寒，手足冷，全不发热，脉八至，两胁微痛，治者便作少阳治之。或曰：是则然矣！论犹未也。至如无寒热，无胁痛，当作何经治？或者不敢对。恶寒为太阳，脉八至且作阳治，当不从标本，从乎中也。治此者，少阳也。若曰：脉八至作相火，亦少阳也。兼又从内而之外也，是又当先少阳也。此不必论两胁痛与不痛，脉弦与不弦，便当作少阳治之。

---

① 少阳杂病：目录作"少阳杂证"。从全书行文看用"证"多，为妥。

## 阳盛阴虚发寒者何

答曰：为阳在内，侵于骨髓。阴在外，致使发寒。治当不从内外，从乎中治也。宜小柴胡汤调之，倍加姜枣。

【点评】论述小柴胡汤的灵活应用。不从标本，从乎中。或不从内外，从乎中。

## 平旦潮热

热在行阳之分，肺气主之。故用①白虎汤，以泻气中之火。

## 日晡潮热

热在行阴之分，肾气主之。故用地骨皮饮，以泻血中之火。
白虎汤，其脉洪，故抑之，使秋气得以下降也。地骨皮饮，其脉弦，故举之，使春气得以上升也。

|  | 气 | 石膏 | 辛 |  |  | 气 | 知母 |
|---|---|---|---|---|---|---|---|
| 肺 | 血 | 黄芩 | 苦 |  | 肾 | 血 | 黄柏 |

地骨皮泻肾火，总治热在外。地为阴，骨为里，皮为表。
牡丹皮治胞中火，无汗而骨蒸。牝牡②乃天地之称也。牡为群花之首。叶为阳，发生也。花为阴，成实也。丹者，赤也，火也。能泻阴中之火。四物汤加上二味，治妇人骨蒸。知母泻肾火，有汗而骨蒸。

---

① 用：原作"曰"，据四库本改。
② 牝牡：牝为雌性的鸟兽，牡为雄性的鸟兽。此指天地阴阳。

【点评】论潮热的不同证治，平旦潮热为热在行阳之分，用白虎汤治疗。日晡潮热为热在行阴之分，用地骨皮饮治疗。对临床有参考意义。

以上论述了少阳证的小柴胡汤、治疗禁忌、半表半里、妇人经病、少阳杂病、潮热等，内容较《伤寒论》少阳病扩大，反映了王氏对少阳证的认识。

## 太阴证

腹满，咽干，手足自温，自利不渴，时腹痛，脉尺寸俱沉细。

【点评】论述太阴证之临床表现。

## 太阴可汗

太阴病，脉浮者，可汗，宜桂枝汤。

## 太阴可温

自利不渴者，属太阴，以其脏有寒故也。当温之，宜四逆辈。此条虽不言脉，当知沉迟而弱。

仲景理中汤、丸，暨易老人参黄芪汤，量其轻重，或温或热，人之强弱虚实，所可宜者，选而用之。

【点评】指出太阴病脉沉迟而弱，强调太阴病属虚证。

## 太阴有可下者乎

答曰：有。经云：本太阳证，医反下之，因而腹满时痛者，太阴也，桂枝芍药汤主之。大实痛者，桂枝加大黄汤。易老云：此非本有是证，以其错下，脾传于胃，故误下传。

【点评】"脾传于胃"，为太阴误下转为阳明腑实证。

## 知可解

太阴中风，四肢烦疼，阳微阴涩而长者，欲愈。表少里和脉长者，为阳渐生也。此一证，太阴便从外感。太阴病欲解时，从亥至丑上也。

## 太阴证禁忌不可犯

太阴之为病，腹满而吐，食不下，自利益甚，时腹自痛。若下之，则胸下结硬。太阴为病，脉弱，其人续自便利，设当行大黄、芍药者，宜减之。以其人胃气弱，易动故也。伤寒而脉浮缓，手足自温者，系在太阴。小便自利者，则不发黄。日久利益甚，必自止者，便硬，乃入腑传阳明也。

【点评】强调太阴病不可用下法。

## 腹痛部分

中脘痛，太阴也。理中、建中、黄芪汤类主之。
脐腹痛，少阴也。四逆、真武、附子汤类主之。

少腹痛、小腹痛，厥阴也。重则正阳、回阳丹之类，轻则当归四逆汤。

太阴传少阴，痛甚者，当变下利不止。

杂证而痛，四物苦楝汤、酒煮当归丸、增损当归丸之类。

夏，肌热，恶热，脉洪疾，手太阴、足阳明主之，黄芩芍药汤。

秋，肌热，恶寒，脉沉疾，足①少阴、足太阴主之，桂枝芍药汤。

腹痛，腹痛者，芍药甘草汤主之。

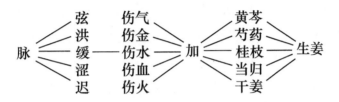

腹不满者加枣，若满者不加。

脾虚满者，黄芪汤。芍药停湿。

中满者，分②食甘二药，用甘引至满所。

脾实，平胃散。苍术泄湿。小便不利者利之。

大便秘　实痞　厚朴　枳实

大便利　虚痞　芍药　陈皮

伤食满者，伤厥阴。是以腹胀满者，皆属木。

【点评】本篇论述腹痛的辨证论治，为经验之谈。王氏十分重视脉诊，将脉诊与临床症状相结合，据脉象变化辨病机并决定用药变化。本篇所列方药对临床有指导作用。

以上就太阴病的主要临床表现、治法、治疗禁忌与腹病的辨证论治等进行论述，丰富了《伤寒论》太阴病的内容。

---

① 足：四库本作"手"。

② 分：四库本作"勿"。

# 少阴证

少阴证，口燥，舌干而渴，脉尺寸俱沉疾，则大承气汤。沉迟，则四逆汤。

少阴邪入于里，上接于心，与火俱化而克金，恶候。或见气死入胃，脉沉细而疾，疾则大承气下之。下于本与水俱化，而为寒厥逆，或见身冷静重，脉沉细而迟，迟则四逆汤温之。疾虽可下，若疾而无力者，亦不可下，为阳将尽也。

少阴证，口燥，舌干而渴，身表凉，脉沉细而虚，泻心汤主之。此有形无形之药也。

伤寒外证全在下证，大热而脉反细小，不可下，泻心汤主之。少阴受病，身凉①，无汗，体沉，或体轻，脉沉，有头痛，不厥，麻黄附子泻心汤主之。

【点评】本篇从经络角度对少阴病进行论述。认为少阴邪入于里，接于心，与火俱化而克金，或气死入胃，脉沉细而疾，用大承气汤下之。下于本与水俱化，而为寒厥逆，或见身冷静重，脉沉细而迟，用四逆汤温之。此外尚有泻心汤、麻黄附子泻心汤等，反映了王氏对少阴病的认识。

## 走无形证

其人病身热而烦躁不宁，大小便自利，其脉浮洪而无力，按之全无者，附子泻心汤主之。

---

① 凉：四库本作"热"。

【点评】少阴寒化兼热证治。

## 走有形证

其人病上吐下泻不止，当渴而反不渴，其脉微细而弱，理中汤主之。渴而脉沉有力而疾者，五苓散主之。

少阴证，发热，脉沉者，必当汗。

缓汗之，麻黄附子细辛汤。

微汗之，麻黄附子甘草汤。

【点评】"少阴证，发热，脉沉者，必当汗。"为少阴兼表邪故用麻黄附子细辛汤、麻黄附子甘草汤微发汗。

## 少阴证下利辨

色青者，当下。色不青者，当温。

【点评】青，黑也。泻下物色青为热毒内盛，故当下。色不青为寒，故当温。

## 少阴证口中辨

口中和者，当温。口干燥者，当下。

## 少阴证咽喉辨

热者，甘草汤。寒者，半夏汤。寒热者，桔梗汤。

通脉四逆汤，姜附加甘草。为脉沉细而迟弦。姜附以治寒，甘以缓之，为汗苦急也。其证小便自利，子能令母实，自东之北，为逆行也。

姜附加葱白。为脉沉细而迟涩。姜附以治寒，辛以润之，为肾恶燥也。其证大便自利，冷主气，自北而西，此亦以为逆行也。

【点评】本篇咽痛证治，强调辨寒热，体现了辨证论治精神。

## 少阴证①禁忌不可犯

脉细沉数，病为在里，不可发汗。

脉微者，不可发汗。

尺脉微弱涩者，便②不可下。

麻黄附子细辛汤，体沉加防己、苍术，乃胜湿也。体轻加石膏、知母，乃胜热也

【点评】王好古在六经证均设有"禁忌"，足见其对治疗禁忌的重视。病在少阴为虚证，一般不可用汗法。若兼表证则用麻黄细辛附子汤类方剂，随证加减为王氏的阐发。

本篇从经络角度对少阴病进行论述。所列汤证有大承气汤证、四逆汤证、麻黄附子泻心汤证、附子泻心汤证、麻黄附子细辛汤证、麻黄附子甘草汤证等。

---

① 证：原脱，据目录补。
② 便：四库本作"复"。

## 前后虚实图

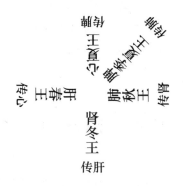

　　假令脾、肺虚，则补其母，谓肺病而补其脾也，则肾自平矣。假令脾、肺实，则泻其子，谓脾病而泻其肺也，则心自平矣。《难经》云：从前来者为实邪，从后来者为虚邪，从所不胜来者为贼邪，从所胜来者为微邪，自病者为正邪。

　　假令心病，中风得之为虚邪，伤暑得之为正邪，饮食、劳倦得之为实邪，伤寒得之为微邪，中湿得之为贼邪。

　　假令心病得脾脉，土在火之分也。克火之水退而不敢至，火独王于南方，是从前来者为实邪也。

　　假令心病得肝脉，木在火之分也。土退而不敢至。土退而不至，则克火之水随木而至，是从后来者为虚邪也。

　　假令脾、肺虚，脾母能令肺子虚也，用理中汤。非补脾也，脾中补肺也。故曰：虚则补其母。以其脾为生肺之本也。则用人参、白术之类。《大经》曰：滋苗者必固其根。此之谓也。

　　假令脾、肺实，肺子能令脾母实也，用泻黄散。非泻脾也，脾中泻肺也。故曰：实则泻其子。以其脾为生肺之上源，则用栀子、石膏之类。《大经》曰：伐下者必枯其上。此之谓也。

天和六脉、六甲王脉、四时平脉，合而用之，则天、地、人三才之道备矣。

【点评】五邪内容见于《灵枢·九针论》《素问·宣明五气》《灵枢·五邪》等。《难经·四十九难》《难经·五十难》进一步运用五行生克关系进行阐述，《四十九难》论述了五邪入脏的一般规律，《五十难》提出了虚邪、实邪、贼邪、微邪、正邪等五邪涵义。本篇根据病因与五行生克关系确定病邪性质，又提出了五邪致病的治疗方法，是对《内》《难》五邪学说的发展。

## 诸经皆言大则病进者何也

答曰：散而浮大者，心也。心主无为，相火用事，是为相应。以五服①言之，王畿②中也。以王畿言之，九重中也。君主无为，当静以养血。若浮大而出于外，非其所宜也。以王道言之，《书》③云：外作禽荒，未或不忘。《经》云：主不明，则十二官危矣。此散而浮大者，君主兼臣下之权而不知反，故曰"大则病进"。

南政甲己所临之岁，司天在泉，但见君火在上者，上不应。在下者，下不应。

北政但见君火在上，则下不应。在下，则上不应。在左，则右不应。在右，左不应。当沉而浮，当浮而沉也。

南政以前为左，以后为右，君也。

北政以前为右，以后为左，臣也。

启玄子云：天地阴阳，视之可见。何必思诸冥昧，演法推求，智

---

① 五服：古代王城外围，以五百里为一区划，由近及远分为侯服、甸服、绥服、要服、荒服，合为五服。服，服事天子之意。

② 王畿：古指王城周围千里的地域。

③ 书：《尚书》。

极心劳，而无所得耶！

【点评】"大则病进"出《素问·脉要精微论》。意为在疾病过程中出现大脉，提示病情的发展。王氏认为"心主无为，相火用事"所致，并举运气学说南政年、北政年君臣位置不应之例来说明。是对"大则病进"机制的阐发。

## 《难经》仲景合而为一

仲景先太阳，次阳明，后少阳，自无形传有形，从外而之内者也。仲景之所言天令而暴至者也。《难经》先少阳，次阳明，后太阳，自有形传无形，从内而之外者也。故《难经》之言，言杂病而久疾者也。

【点评】本篇论述《难经》、仲景对三阳经次序的认识，有参考意义。

## 仲景叔和合而为一

### 张仲景王叔和论弦涩图

仲景言弦、涩为阴，叔和言弦、涩为阳，何意？大抵弦、涩，东、西也。以南北分之，故有阴阳之别。涩本燥火，弦本水少。虽有南北之分，总而言之，则不离诸数为热，诸迟为寒。仲景、叔和，言本两途，非相违背，合而论之，皆是也。仲景所言，言伤寒自外而入者。叔和所言，言五脏自内而出者。

伤寒从气而入，故仲景以弦脉为阴，自艮而之内，从外入，先太阳也，位在东北。

杂病从血而出，故叔和以弦脉为阳，自巽而之外，从内出，先少阳也，位在东南。

北弦　胸中痛　寒在胃　停水满丹田　南目赤

叫呼烦躁　大肠　胃　　三焦　寒

右　寸肺　关脾　尺命门

左　寸心　关肝　尺肾　寒

引饮脉八九至　小肠　胆弦　膀胱

南弦　理中汤　子能令母实　北固

卫之阳 桂枝人参甘草汤

凡在右者，皆受左克。

里　自右之左　　主从客变

右　小肠 心（丙 丁）　大肠 肺（辛 庚）涩　胃戊 脾己 缓　命门相火洪

左　洪　胆甲 肝乙 弦　膀胱 肾（壬 癸）沉

表　自左之右　　客从主变

凡在左者，皆克诸右。

*浮克浮　沉克沉*

【点评】本篇从方位、内外、气血等角度论述仲景、叔和对弦脉、涩脉的认识，有参考意义。

## 表里所当汗下

手太阴复主表证，却当汗。

左　　右

十行　十行
五阳二　五阴二
度　　度

心　　肺
小肠　大肠

肝　　脾
胆　　胃

肾　　命门

膀胱　心包三焦
主七表汗　主八里下

足厥阴复主血证，却当下。

## 仲景浮汗而沉下

右手沉实　调胃　承气
左手沉实　桃仁　抵当

【点评】本篇着重论述脉沉实当下。

## 《难经》沉汗而浮下

右手浮实　枳实　牵牛
左手浮实　桃仁　四顺
右手　杂病是为之表　伤寒是为之里
左手　杂病是为之里　伤寒是为之表

【点评】本篇论述脉象在伤寒杂病的不同临床意义。

## 伤寒入里见标脉则生

假令胃病下之，脉浮而汗出是也。

## 杂病出表见标脉则死

假令脾病补之，脉弦而面青是也。

【点评】上两篇论述辨伤寒杂病生死的脉证，有参考意义。

## 察色脉以定吉凶

脉，地也。色，天也。地生天则顺，天生地则逆。

假令得弦脉而面赤色，地生天也。地生天则顺也。儿扶母兮，瘥速也。

假令得弦脉而面黑色，天生地也。天生地则逆也。母抑子兮，退迟也。

色者，阴中之阳气也，本乎天。

脉者，阳中之阴气也，本乎地。

【点评】论察色辨脉定吉凶，有临床参考意义。

## 弦有浮沉

浮为甲化，《素》言天，化，泄土。

沉为乙不化，《难》言地，不化，泄木。

泄土者，栀子、黄药①。

泄木者，防风、羌活。

洪浮者为丙，便有水化，从其变也。

洪沉者为丁，只是火化，从其常也。

【点评】泄土用栀子、黄药，泄木用防风、羌活有临床指导意义。

---

① 药：疑为"檗"之误。四库本作"檗"。

## 针　经

甲、丙、戊、庚、壬皆变，乙、丁①、己、辛、癸不变。并只言木。杂病元无表证者，不可言左手。有下证，只当言右手，足阳明中求之。伤寒元有表证者，可言左手。有下证，下证者，血证也，当于足厥阴中求之。

## 相合脉经

脉之相合，各有虚实，不可作一体观之。假令洪弦相合，洪，客也。弦，主也。子能令母实也。弦洪相合，弦，客也。洪，主也。母能令子虚也。余脏可以类推之。至于手足之经亦相合，假令伤寒脉浮紧而带洪者，即手经丙也。余仿此。假令侮所不胜者，挟其势也。脉弦而入金之分，非挟火之势，则不敢侵金之分。

弦而带数，甲终于甲也。弦而带洪，壬终于丙也。

【点评】运用五行生克关系阐述脉象的临床意义，有参考价值。

## 四正脉伤之图

庚脉克　浮涩东　辛伤方　沉血也

壬脉克　浮迟南　癸伤方　沉火也

甲脉克　诊甲脉西克　沉乙伤气方也　并木　壬午上　辛卯正气也

---

① 丁：原作"丙"，据天干次序改。

## 脉当有神

脉之不病，其神不言，当自有也。脉既病，当求其中神之有与无焉。谓如六数、七极，热也。脉中有力，即有神也。三迟、二败，寒也。脉中有力，即有神也。热则有神当泄其热，则神在焉。寒则有神当去其寒，则神在焉。寒热之脉无力，无神，将何药而泄热去寒乎？苟不知此，而遽泄去之，将何依以生？所以十亡八九。故《经》曰：脉者，血气之先。又云：血气者，人之神。可以不谨养乎？不可不察其有无乎！

【点评】论述脉之有神对疾病预后的重要意义，有参考价值。

## 治病必当求责

假令治病，无问伤寒、畜血、结胸、发黄等病诸证，并一切杂证，各当于六经中求责之。谓如发黄证，或头痛，腰脊强，恶寒，即太阳证也。或身热，目疼，鼻干，不得卧，即有阳明证也。余皆仿此。

【点评】求责者，审证求因也。王氏认为《伤寒论》六经辨证可在临床广泛运用。即除外感热病外，还可用于内伤杂病。体现了王氏对六经辨证的推崇。清代柯琴《伤寒论翼》也有"六经之为病，不是六经之伤寒，乃是六经分司诸病之提纲，非专为伤寒一证立法"的论述。应该理解为《伤寒论》六经辨证为临床各科提供了辨证论治的规矩准绳。

# 更有手足经或一经非本家病
# 而自他经流入者亦当求责

谓如手阳明流入足阳明，是上流下也。本非足经病，当于手经中求之。是知治足经者，非也。亦有下而流上者。其余诸经相贯通者，皆然。更有支别流入者，亦有同邻而病者。合为表里者，邻也。亦有夫妇各相传授者，甲传己之类，脾传胃之类亦是，皆当求责之。凡言虚实，皆当于子母中求责之。

【点评】强调辨证论治，审证求因。

## 治病必求其本

假令腹痛，桂枝加芍药、大黄。

桂枝加大黄，何为不只用芍药、大黄之属，却于桂枝汤内加之？大抵治病必求其责。

知从太阳中来，故以太阳为本也。又如结胸证，自高而下，脉浮者不可下，故先用麻黄汤解表已。脉沉，然后以陷胸汤下之，是亦求其本也。至于畜血下焦，血结膀胱，是亦从太阳中来，侵尽无形之气，乃侵膀胱中有形血也。

【点评】审证求因，治病求本，辨证论治是中医学的核心。此处以桂枝汤加芍药、大黄为例，强调辨疾病的传变也为治病求本的内容之一。

# 形不足者温之以气精不足者补之以味

谓寒伤形，热伤气，形气能自伤也。此云不足者，皆太过也。以其太过则自伤，自伤则不足矣。

心血血
之荣血主
火热有形

金燥之无形
卫肺气气

水藏身汗

《金匮真言》云：冬，按跷，四时各有病者何？盖五脏之阳气，皆伏于肾中，动有深浅，随行动而病，故于四时而各异也。

【点评】"云不足者皆太过"，阐述了两者之间的辩证关系。

# 痛随利减

诸痛为实，痛随利减。世皆以"利"为"下之"者，非也。假令痛在表者，实也。痛在里者，实也。痛在血气者，亦实也。在表者汗之则痛愈，在里者下之则痛愈，在血气者散之、行之则痛愈。岂可以"利"字，只作"下之"乎？但将"利"字训作"通"字，或训作"导"字，则可矣。是以诸痛为实，痛随利减。汗而通导之，利也。下而通导之，亦利也。散气、行血皆通导而利之也。故《经》曰：诸痛为实，痛随利减。又曰：通则不痛，痛则不通。此之谓也。

【点评】张子和《儒门事亲·七方十剂绳墨订》有"所谓泻剂者，泄泻之谓也。诸痛为实，痛随利减，《经》曰：实则泻之。实者散而泻之。中满者，泻之于内。大黄、牵牛、甘遂、巴豆之属，皆泻剂也"的论述。王好古认为痛既可在里，也可在表，也可在气血，治法不一。不能将"利"字，只作"下之"解。王氏释为"通""导"，反映了王氏对"诸痛为实，痛随利减"的认识。

## 抑　本

假令高者抑之，非高者固当抑也。以其本下，而失之太高，故抑之而使下。若本高，何抑之有？

假令下者举之，非下者固当举也。以其本高，而失之太下，故举之而使高。若本下，何举之有？

【点评】强调审证求因治本的观点。

## 虚　实

假令水在木之分，是从后来，从后来者为虚邪。虽在水为虚邪，则木本虚矣。《经》曰：母能令子虚。

假令火在木①之分，是从前来，从前来者为实邪。虽在火为实邪，则木本实矣。《经》曰：子能令母实。

---

① 木：原作"水"，据四库本改。

假令两手脉中弦，无表证，乃东方实也。是西方肺气大不足也，缘母虚所致也。当大补其脾，微补其肺，大泄其火，微泄其水。《杂证诸》论云：先调其气，次论诸疾。况此乃本经不足之证也。《难经》云：东方实，是西方虚也。又云：欲泄其邪，先补其虚。此之谓也。如是之证，当以温药补脾，以气药燥剂为用。如正气已胜，当以泄火、泄风之药清高凉上，勿令入胃中，此为全治。益黄①：白术、半夏、茯苓、甘草。酒病得之，加泽泻。手足阳明二燥用益黄者，燥湿而补其气也，实泄黄也。泄火木、泄青之类，羌活、防风、生地黄、黄连等分，黄芩倍之。凡用药补，即用各方之生数，理中丸、建中汤是也。泻即用各方之成数，七宣丸、七圣丸是也。

【点评】以五行生克关系论述疾病的虚实与辨证论治，有临床参考价值。

## 问两手寸关弦疾脾弱火胜木旺土亏金烁当作何治

答曰：不从标本，从乎中治也。木，标也。土，本也。火，中也。烁金亏土旺木者，皆火也，仲阳安神丸主之。山药②、门冬，益金之气，金气胜则木自平。凝水石、牙硝，火中添水，使变为湿热也。湿热者，季夏之令也。非土而何？故用朱砂以坠火下行，是已将退与子，权行湿令也。是以弦得除而土自王也。秋喘，加人参与丹砂等，夏则不加。养气者，加沉香。欲发汗者，临卧先服白粥一杯，后药之则汗也。寒热，神少，振摇，小便淋，或多或少，大便走，完谷不化，口干舌缩，唇吻有疮，心下痞，大渴引饮，恶干喜湿，目花，

---

① 益黄：即益脾。黄，当指脾。
② 小药：原作"山芋"，据钱乙《小儿药证直决》安神丸改。

四肢无力，怠堕①嗜卧，食不入，皮肤燥涩，面色黧黑，肌肉销铄，胸腹中急，额上汗出，此法泄火益湿补气，脉弦、浮、沉同治。气不化，小便不利，湿润肌滑，热蒸阴少气不化。

气走，小便自利，燥肌，燥涩为迫，津液不能停，离硃丹主之。弦数者，阳陷于内，从外而之内也。弦则带数，甲终于甲也。紧则带洪，壬终于丙也。

若弦虚则无火，细则无水，此二脉从内之外也，不宜离硃丹。

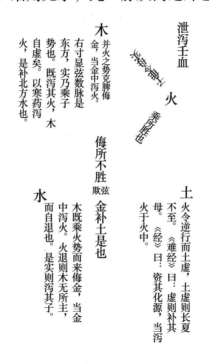

泄泻壬血

木　并火之势克脾侮金，当金中泻火。

右寸显弦数脉是东方，实乃乘子势也。既泻其火，木自虚矣。以寒药泻火，是补北方水也。

火

侮所不胜　欺弦　金补土是也

木既乘火势而来侮金，当金中泻火。火退则木无所主，而自退也。是实则泻其子。

水

土　火令逆行而土虚，土虚则长夏不至。《难经》曰：虚则补其母。《经》曰：资其化源，当泻火于火中。

【点评】运用标本中气学说论述脾弱火胜木旺土亏金烁的辨证论治，也为一说。

---

① 堕：通"惰"，懈怠。《荀子·宥坐》："今之世则不然，乱其教，繁其刑，其民迷惑而堕焉。"

# 六月大热之气反得大寒之病气难布息
# 身凉脉迟二三至何以治之

答曰：病有标本，病为本，令为标。用寒则顺时而失本，用热则从本而逆时。故不从标本，而从乎中治。中治者，用温也。然则温不能救大寒之病，用姜附则不可。若用姜附，似非温治之。不然，衰其大半乃止，脉反四至，余病便天令治之足矣。虽用姜附，是亦中治也。非温而何？《经》曰：用热远热。虽用之不当，然胜主可化，亦其理也。

东南二方用麻黄，
谓开腠理发汗也。
西北二方用桂枝，
谓闭腠理止汗也。

表 { 实实，麻黄汤。 虚虚，桂枝汤。　中 { 实，调胃承气汤。 虚，小建中汤。　沉 { 实，大承气汤。 虚，四逆汤。

【点评】本篇论述大热之季用姜附治大寒之病，虽有违"用热远热"，但体现了有是证用是药的精神。

# 《素问·咳论》一十一证各随脏腑汤液之图

（心）（胆）（肺）（肾）（脾）（胃）（大肠）（膀胱）

小柴胡汤
胆经
绕颏颐
黄芩加半
夏生姜汤

干麻汤
中焦
太阳

麻黄汤
大肠
遗矢
桃仁汤
猪苓汤分水

赤石脂禹余粮汤

麻黄附子细辛汤
膀胱
遗溺
茯苓甘草汤

五脏低
六腑高
药不尔

久咳不已，三焦受之，其状咳而腹满，不欲食饮，此皆聚于胃关于肺，使人多涕唾，面浮肿气逆也，钱氏异功散。

【点评】以图论述《素问·咳论》十一证的辨证论治，有临床参考意义。

# 《素问》五脏疟证汤液之图

（心）（肝）（脾）（肾）（肺）（胃）

桂枝加芍药汤
脉状
四逆者
四逆汤

通其营卫
令人心寒，寒甚热，热则善惊，如有见者；

令人洒淅腰脊痛，宛转大便难，目眴眴然，手寒，桂枝加当归芍药汤疟之为病，以暑舍于荣卫之间，得秋之风寒所伤而后发。亦有非暑，感冒风寒而得之者。邪并于阳则发热，冰水不能凉。邪并于阴则发寒，汤火不能温。并则病作，离则病止，作止故有时。在气则发早，在血则发晏。浅则日作，深则间日。或在头项，或在背中，或在腰脊，虽上下远近之不同，在太阳一也。或在四肢者，风淫之所及，随所伤而作，不必尽当风府也。先寒而后热者，谓之寒疟。先热而后寒者，谓之温疟。二者不当治水火，当从乎中治。中治者，少阳也。渴者，燥胜也。不渴者，湿胜也。疟虽伤暑，遇秋而发，其不应也。秋病寒甚，太阳多也。冬寒不甚，阳不争也。春病则恶风，夏病则多汗。汗者，皆少阳虚也。其病随四时而作异形如此。又有得之于冬而发之于暑，邪舍于肾，足少阴也。有藏之于心，内热素于肺，手太阴也。至于少气，烦冤，手足热而呕，但热而不寒，谓之瘅疟，足阳明也。治之奈何？方其盛矣，勿取①必毁。因其衰也，事必大昌，治法易老疟论备矣！

【点评】论述疟病的病因病机、分类与辨证论治，有临床参考意义。

## 治当顺时

夏，天气上行。秋，天气下行。治者当顺天道。谓如先寒后热，太阳阳明病，白虎加桂也，此天气上行宜用之。若天气下行，则不宜泻肺，宜泻相火命门则可矣。亦有内伤冷物而作者，当先调中，后定疟形，治随应见，乃得康宁。亦有久而不差者，当求虚实，以脉为期，虚补实泻，可使却疾，此之谓也。

---

① 取：四库本作"敢"。

【点评】治病顺应天道，亦为天人相应的学术思想。

## 《素问》六经疟候汤液之图

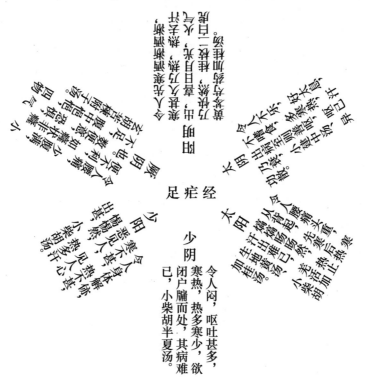

足疟经

少阴

令人闷，呕吐甚多，寒热，热多寒少，欲闭户牖而处，其病难已，小柴胡半夏汤。

【点评】以图论述疟病的六经辨证论治方法，反映了王氏疟病辨治经验，有临床参考价值。

## 问《素问》《难经》《铜人》经络所病
## 各异者如用针当从何法

答曰：《素问》者，从天之六气言也。《难经》者，从地之血脉言也。《铜人》者，从经言人也。从天而言，先气而后血。从地而言，亦先气而后血。从人而言，在天地之间。从地之病而言，即地中之气病，故血从而病也。从天而言，先是动，后所生。从地而言，亦先是动，而所生之病后也。

## 问寒病服热药而寒不退热病服寒药而热不退其故何也

启玄子云：热不得寒，是无水也。寒不得热，是无火也。寒之不寒，责其无水。热之不热，责其无火。《经》云：滋其化源。源既已绝，药之假不能滋其真水火也。

【点评】强调治病求本。

## 疾有自误

或始不早治，日数久淹，或困乃求医，法不及用，病势已盈，岂为天命。

## 病有变怪 仲景平脉法第二

及诊得脉、形证相应，因与服汤，食顷变大吐下、腹痛，是为变怪。或有旧时服药，今乃作发，是亦谓之灾怪耳。

## 喘论 此论当以经言邪气盛则实断之

华佗云：盛而为喘，减而为枯。故《活人》亦云：发喘者，气有余也。凡看文字，须得会得本意。盛而为喘者，非肺气盛也。喘为肺气有余者，亦非气有余也。气盛当认作气衰，有余当认作不足。肺气果盛，又为有余，则当清肃下行而不喘。以其火入于肺，衰与不足而为喘焉。故言盛者，非言肺气盛也，言肺中之火盛也。言有余者，非言肺气有余也，言肺中之火有余也。故泻肺以苦寒之剂，非泻肺也，泻肺中之火，实补肺气也，用者不可不知。

【点评】论喘的有余不足。

## 桔梗枳壳汤

《活人书》言：治痞当知是痞，宜先用桔梗枳壳汤。非用此以治心下痞也。审知错下必成痞证，是气将陷而过于胸中，故先用此，使不致于痞也。若已成痞而用此，则失之晚矣。不惟不能消痞，胸中之气反病矣。"先"之一字，预早之意也。先用枳壳汤，若不应，后以仲景痞药治之则可。若执枳壳汤以治痞，其害亦深矣！"先"之一字，不可不知也。

【点评】用桔梗枳壳汤预防痞证，体现了治未病思想。

## 寻衣撮空何脏所主

寻衣撮空，许学士说作肝热风淫末疾，故手为之寻衣撮空。此论虽然，莫若断之为肺热，似为愈矣。其人必谵语妄言。《经》曰：肺入火为谵言，兼上焦有疾，肺必主之。手经者，上焦也。二者皆当其理，果何如哉？天地互为体用，此肺之体，肝之用。肝主诸血，血者，阴物也。此静体何以自动？盖肺主诸气，为气所鼓舞，故静得动。一者说肝之用，一者说肺之体，此天地互为体用，二者俱为当矣。是知肝藏血，自寅至申，行阳二十五度，诸阳用事，气为肝所使。肺主气，自申至寅，行阴二十五度，诸阴用事，血为肺所用。

## 三法五治论

若五治不分，邪僻内作，工不能禁。夫治病之道有三法焉，初、中、末也。

初治之道，法当猛峻者，谓所用药势疾利猛峻也。缘病得之新暴，感之轻，得之重，皆当以疾利猛峻之药急去之。

中治之道，法当宽猛相济，为病得之非新非久，当以缓疾得中之养正去邪，相兼济而治之。养正去邪者，假令如见邪气多，正气少，宜以去邪药多，正气药少。凡加减药法，如此之类，更以临时对证消息①，增减用药，仍依时令行之无忌也。更加针灸，其效甚速。

末治之道，法当宽缓。宽者谓药性平善，广服无毒，惟能养血气安中。盖为病证已久，邪气潜伏至深而正气微治②。故以善药广服，

---

① 消息：斟酌。
② 治：四库本作"少"。

养正多而邪气自去。更加以针灸，其效必速。夫疗病之道有五治法焉，和、取、从、折、属也。

## 一治各有五五五二十五治如火之属衰于戌 金之属衰于辰是也

一治曰和，假令小热之病，当以凉药和之，和之不已，次用取。二治曰取，为热势稍大，当以寒药取之，取之不已，次用从。三治曰从，为势既甚，当以温药从之。为药气温也，味随所为，或以寒因热用，味通所用，或寒以温用，或以发汗之。不已又再折。四治曰折，为病势极甚，当以逆制之。逆制之不已，当以下夺之，下夺之不已，又用属。五治曰属，为求其属以衰之。缘热深陷在骨髓间，无法可出，针药所不能及，故求其属以衰之。缘①属之法，是同声相应，同气相求。《经》曰：陷下者灸②之。夫衰热之法同前所云，火衰于戌、金衰于辰之类是也。如或又不已，当广其法而治之。譬如孙子之用兵，若在山谷，则塞渊泉。在水陆，则把渡口。在平川广野，当青野千里。塞渊泉者，刺俞穴。把渡口者，夺病发时前。青野千里者，如肌羸瘦弱，宜广服大药以养正。

夫病有中外，治有缓急。在内者，以内治法和之。

气微不和，以调气法调之。

在外者，以外治法和之。

其次大者，以平气法平之。

盛甚不已，则夺其气，令其衰也。故《经》曰：调气之方，必别阴阳，定其中外，各守其乡。

---

① 缘：四库本作"求"。

② 灸：原作"衰"，据《灵枢·经脉》与四库本改。

内者内治，外者外治，微者调治，其次平治，盛者夺之，汗者下之①。

【点评】以上两篇是王好古"三法五治论"的总结。所谓"三法"，即为初、中、末三法。病邪初起，正气尚足，宜用峻猛之剂快速祛除病邪；病至中期，邪正相搏，宜用缓急适中的药物攻补兼施；病到晚期，邪气深脏而正气已不足，因此宜使用平和之药久服扶正，正气复则邪气自去。"五治"，即和、取、从、折、属。将病势从小至甚，正气由盛至衰分为五个阶段，治法上也据病情变化而变化。强调视病情养正去邪增减用药，有临床指导价值。

## 面部形色之图

察色分位　坤胃<sub>遗散至肾死</sub>　兑肺　乾大肠<sub>遗散至肝死</sub>
额　离心　坎肾颐
精明五色　巽胆<sub>遗散至脾死</sub>　震肝　艮小肠<sub>遗散至肺死</sub>

## 天元图

《七十四难》曰：从其首，系其数。

间象　在表　五化叠元　以应望闻

肝　青<sub>大敦木井</sub>　臊<sub>曲泉水合</sub>　酸<sub>中封金经</sub>　呼<sub>太冲土俞</sub>　泣<sub>行间火②荣</sub>

---

① 汗者下之：四库本此后有"寒热温凉，衰之以属，随其攸利"十二字。汗者，《素问·至真要大论》作"汗之"。
② 火：四库本作"水"。

| 心 | 赤少府火荥 | 焦少冲木井 | 苦少海水合 | 言灵道金经 | 汗神门土俞 |
|---|---|---|---|---|---|
| 脾 | 黄太白土俞 | 香大都火荥 | 甘隐白木井 | 歌阴陵泉水合 | 涎商丘金经 |
| 肺 | 白经渠金经 | 腥太渊土俞 | 辛鱼际火荥 | 哭少商水①井 | 涕尺泽水合 |
| 肾 | 黑阴谷水合 | 腐复溜金经 | 咸太溪土俞 | 呻然谷火荥 | 液涌泉水②井 |

【点评】本篇论述五脏与五色、五臭、五味、五声、五液的对应关系，并提出五脏相关腧穴以辨证取穴。有临床参考价值。

# 地元图

《六十八难》曰：元证脉合，复生五象。

| 井心下满 | 胆元证 | 身热 | 体重节痛 | 喘嗽寒热 | 逆气泄 |
|---|---|---|---|---|---|
| 荥身热 | 心下满小肠 | 元证 | 体重 | 寒热 | 逆气 |
| 俞体重节痛 | 心下满胃 | 身热 | 元证 | 寒热 | 逆气 |
| 经喘咳寒热 | 心下满大肠 | 身热 | 体重 | 元证 | 逆气 |
| 合逆气而泄 | 心下满膀胱 | 身热 | 体重 | 寒热 | 元证 |

假令胆病善洁，面青，善怒元证，得弦脉脉合，又病心下满当刺胆井。如见善洁，面青，善怒，脉又弦，又病身热当利胆荥。又病体重节痛当刺胆俞。如见善洁，面青，善怒，脉又弦，又病喘咳寒热当刺胆合。余经例仿此。假令肝经淋溲，便难，转筋，春刺井，夏刺荥，秋刺经，冬刺合。

【点评】本篇论述五输穴功效与主治适应证。以临床表现推导所病在何脉何腑，将各经五输穴的应用与各经的病证结合在一起，为辨证选穴做出了很好的示范。

---

① 水：四库本作"木"。
② 水：四库本作"木"。

# 人元例

《六十五难》说合　《七十三难》说荥

在经木、火、土、金、水

再分七象以应切脉　独包七法

有阴阳　配合　父子　兄妹

接经　平经说象　拔源

# 阴阳例

阴阳者，子午也。谓荥合、水火之称，名曰阴阳也。十二经皆有之，或感得父气，或感得母气而病焉。子午者，乾坤也。乾坤包六子，六子附乾坤也。故《七十难》云：春夏各致一阴，秋冬各致一阳。春夏刺井、荥，秋冬刺经、合，是各致一阴一阳之义。亦谓井经近乎子午，然当微泻其井，大泻其荥，微补其经，大补其合。或补泻反作，是寒则留之，热则疾之。故微大补泻，以应春食凉，夏食寒，秋食温，冬食热。假令胆病善洁，面青，善怒，脉得浮之实大，沉之损小，是感得父气为阳中之阳，当于本经中泻火补水。却得浮之损小，沉之实大，是感得母气为阴中之阳，当于本经中泻水补火。

【点评】本篇论述阴阳配穴法。以症状、脉象判断所感外邪之阴阳，以所感外邪的阴阳属性选配五输穴。阳邪则泻火穴，阴邪则泻水穴，且水火补泻相反，是正治法的临床应用典型。补火穴可温经散寒，泻火穴可清泄邪热。补水穴可清热益阴，泻水穴可驱散寒邪。反映了王氏的临床经验，具有临床实用价值。

# 配合例

《七十七难》曰：上工治未病者，见肝之病，则知肝当传于脾，故先实其脾气，无令受肝之邪气也。假令见肝病，欲实其脾者，先于足太阴经中补土字一针，又补火字一针，后于足厥阴肝经内泻木字一针，又泻火字一针。

【点评】本篇论述根据疾病传变规律配用五输穴。文中"足太阴经中补土字一针，又补火字一针"，应是指太白（土）和大都（火）。因木气实，而金气虚，所以补土生金，伐木泻实。同理，"足厥阴肝经内，泻木字一针，又泻火字一针"，是指大敦（木）和行间（火）。王好古根据五行乘侮关系确定传变之脏，再选用两经的本穴，泻所病之经，补传变之经。提示临床选穴应考虑其传变，应重视防其传变。

# 子母例

假令见肝病满闷，淋溲，便难，转筋。又见心病烦心，心痛，掌中热而哕，当于足厥阴肝经内，木火二字各一针。

【点评】本篇论述有母子关系两经的传变配穴治则。强调应采用针刺先病的母脏本穴与子穴同治。有参考价值。

## 兄妹例 已上子母兄妹名曰四针象

假令见足厥阴肝之经太过，又兼见胆之证太过，是为兄妹。当泻肝经内木火二字各一针，又泻胆经内木火二字各一针。此五法乃人元法也。

【点评】本篇论述有表里关系的两经同病时，治疗应注重表里传变。应采用针刺两经本穴和子穴的治法。

以上三则配穴方法，均提示针刺治疗的选穴需顺应疾病的发展规律，灵活配穴，注重所病与经脉之间的关系，或乘侮，或母子，或表里，皆需两经同治，准确配穴，才能得到良好的临床疗效。本法在临床上得到广泛的应用。

## 接经 手足经同

《内经》曰：留瘦不移，节而刺之，使十二经无过绝。假令十二经中是何经略不通行，当刺不通行凝滞经，俱令接过节。如刺之，无问其数，以平为期。如诸经俱虚，补十二经。如诸经俱实，泻十二经。补当随而济之，泻当迎而夺之。

## 平经说象 《七十九难》

为见诸经中无过与不及之病而有病。

《八十难》曰：有见如入，谓左手见气来至乃内针，针入见气尽乃出针，非用迎随补泻之法。不虚不实，不虚谓真气未虚，不实谓邪气未实。以此，故自取其经施其法也。

## 拔源例

假令针本经病了，又于本经原穴亦针一针。如补肝经，亦于肝原穴上补一针。如泻肝经来，亦于肝经原穴上泻一针。如余经有补泻，针毕仿此例，亦补泻各经原穴。

## 接经 补遗

又补其母，亦名随而济之。又泻其子，亦名迎而夺之。又随呼吸出内，亦名迎随也。

两胁痛，少阳丘虚。

心痛，少阴太溪并涌泉，足厥阴原穴。

腰痛，昆仑、委中出血。

喘满，痰实如胶，太溪。呕哕无度，手厥阴大陵。

头痛，手足太阳原。热无度，不可止，陷谷出血。

小肠疝气痛，足厥阴太冲。

百节酸疼，实无所知，三棱刺绝骨出血。

妇人血不止，刺足太阴井。

喉闭，手足少阳井并少商，手足太阴井。

大烦热不止，昼夜无力，刺十指间出血，谓八阳大节。眼发睛欲出，亦须大刺。

目痛，大眦痛，刺太阳井。

头中痛不可忍，卒疝痛。

妇人阴中痛，皆刺足厥阴井。

目痛，小眦痛，刺少阳井。

心痛，脉沉，肾原穴。

脉弦，肝原穴。

涩脉，肺原穴。

缓脉，脾原穴。

身之前，足阳明原穴。

身之后，足太阳原穴。

身之侧，足少阳原穴。

灸一身之内，分为八方。脐已上至鸠尾，以年为壮，大椎已下至腰中，以年为壮①。手足四分，自井为一，荥为二，至合为五之类，自胆中分四向，如井、荥数倍之，百会为一分，亦如胆中法。

凡欲灸者，先诊其脉。若浮者，不可灸，灸之必变。

月晦前后各二日属坤，为癸乙。月缺，无泻。

月望前后各二日属乾，为甲壬。月满，无补。

初三日至上弦，属震。仰盂，为庚。

上弦日至月望，属兑。上缺，为丁。

月望日至下弦，属巽。为风，为辛。

下弦日至月晦，属艮。纳雨，为丙。

【点评】王好古认为原穴可以拔源，原穴对本脏腑、本经脉的急、慢、虚、实证具有调治作用，在辨证准确的基础上，取所病经脉之原穴，用补泻手法针刺，对治疗疾病及巩固疗效有积极作用。辨证取"原"为王氏对针灸治疗学的一大创举。

---

① 壮：此后原衍"腰"字，据四库本删。

## 天元图

《七十四难》曰：从其首，系其数。间象、在表，五化叠元，并见前图。拾遗。

夫天元法者，谓之五化叠元，当从其首，系其数。首者，寅方春也，在人为肝。是从东方，顺天轮数至所主之处，计从几数，却于所受病一方倒叠回去，数至依前数尽处，便于元受病一方穴内，泻所止之方来路穴也。不得于所主之方内经中泻之，勿误。

假令病者闻香臭二者，心主五臭也，入脾为香臭。从东数致所主之处，所主五臭者，心也。东一、南二，计得二数，却当于受病之方倒叠回去。脾一、心二，元数二①也，是数至心。心者，荥火也。当于受病之方内泻荥火，是脾经泻火都是也。或曰：何以倒叠数？对曰：此从地出，为天轮所载，右迁于天，不当于所显之虚②治之，此舟行岸移之意也。

## 地元图

《六十八难》曰：元证脉合，复生五象。

在表，间象，以应望闻及肝胆各五法。并见前图。

人元法例前图已载七象、七法，见前人元例后。并见前图。

---

① 二：四库本作"三"。
② 虚：四库本作"处"。

# 大接经从阳引阴

足太阳膀胱经之脉，出于至阴，小指外侧，去爪甲角如韭叶，为井金，足小指之端也。十呼。

足少阴肾之脉，涌泉，足心也，起于小指之下斜趣。三呼。

手厥阴心包脉，其直者，循中指，出其端，去爪甲如韭叶陷中，为井，中冲穴也。其支者，别掌中，循小指次指，出其端。

手少阳三焦之脉，起于小指次指之端，去爪甲如韭叶，为井。三呼。

足少阳胆之脉，起于窍阴，小指次指之端，去爪甲如韭叶，为井。其支者，上入大指歧骨内，出其端，还贯爪甲，出三毛。三呼，二十呼。

足厥阴之脉，起于大指之端，入聚毛之际，去爪甲如韭叶，为井，大敦穴也，及三毛中。十①呼，六呼。

手太阴肺之脉，起于大指之端，出于少商，大指内侧也。去爪甲如韭叶，为井。其支者，出次指内廉，出其端。

手阳明大肠之脉，起于大指次指之端，入次指之内侧②，去爪甲角如韭叶，为井。一③呼，中指内交。三呼。

足阳明胃之脉，起于大指次指之端，去爪甲如韭叶，为井。其支者，大指间出其端。一呼。

足太阴脾之脉，起于足大指端，循指内一侧，去爪甲角如韭叶，为井，隐白也。十呼。

手少阴心之脉，起于小指内，出其端，循指内廉之端，去爪甲角

---

① 十：四库本作"七"。
② 侧：原脱，据四库本补。
③ 一：四库本作"二"。

如韭叶，为井。三呼。

手太阳小肠之脉，起于小指之端，循指之端，去爪甲一分陷中，为井。五呼。

# 大接经从阴引阳

手太阴肺之脉，起于大指端，出于少商，大指内侧也。去爪甲角如韭叶，为井。其支者，出次指内廉，出其端。

手阳明大肠之脉，起于大指次指之端，入次指内侧，去爪甲如韭叶，为井。一呼。

足阳明胃之脉，起于大指次指之端，去爪甲如韭叶，为井。一呼。其支者，大指出其端。

足太阴脾之脉，起于足大指端，循指内侧，去爪甲角如韭叶，为井，隐白也。

手少阴心之脉，起于小指内，出其端，循指内廉之端，去爪甲角如韭叶，为井。

手太阳小肠之脉，起于小指之端，去爪甲下一分陷中，为井。

足太阳膀胱之脉，出于至阴，小指外侧，去爪甲角如韭叶，为井金，足小指之端也。

足少阴肾之脉，起于小指之下，为井，涌泉穴也。

手厥阴心包之脉，其直者，循中指，出其端，去爪甲角如韭叶陷中，为井，中冲穴也。其支者，别掌中，循小指次指，出其端。

手少阳三焦之脉，起于小指次指之端，去爪甲角如韭叶，为井。

足少阳胆之脉，出于窍阴，足小指次指之端，如韭叶，为井。其支者，上入大指歧骨内，出其端，还贯爪甲，出三毛。

足厥阴肝之脉，起于大指之端，入聚毛之际，去爪甲如韭叶，为井，大敦及三毛中。六呼。

凡此大接经，从阴引阳，从阳引阴。

东垣二十五论后录。

## 诸经头痛

阳明头痛，自汗，发热，白芷。

少阳头痛，脉弦，往来寒热，柴胡。

太阳头痛，恶风，恶寒，川芎。

太阴头痛，痰实，体重，腹痛，半夏。

少阴头痛，手三阴、三阳经不流行，而足寒逆，为寒厥头痛，细辛。

厥阴头痛，项痛，脉微浮缓，欲入太阳，其疾痊矣。然而亦当用川芎。

气虚头痛，黄芪。

血虚头痛，当归。

诸气血俱虚头痛，黄芪、当归。

伤寒头痛无汗，麻黄汤。有汗，桂枝汤。

太阳经所发阳明头痛，白虎汤。

少阳头痛，柴胡汤。

太阴头痛脉浮，桂枝汤。脉沉，理中汤。

少阴头痛脉沉，微热，麻黄附子细辛汤。

厥阴头痛外伤本经，桂枝麻黄各半汤。

呕而微吐水吴茱萸汤，内亦病也。

易老曰：非白术不能去湿，非枳实不能消痞，非天雄不能补上焦之阳虚，非附子不能补下焦之阳虚。

【点评】本篇论述六经头痛的辨证特点与治疗方药，对临床有实用价值。

# 大头痛论①

夫大头痛者，虽为在身在上，热邪伏于已，又感天地四时非节瘟疫之气所著，所以成此疾。至于溃裂脓出，而又染他人，所以谓之疫疬也。大抵足阳明邪热大甚资实，少阳相火为之炽，多在少阳，或在阳明，甚则逆传太阳。视其肿势在何部分，随其经而取之。湿热为肿，木盛为痛。此邪发于首，多在两耳前后，所先见出者为主为根。治之宜早，药不宜速。恐过其病，上热未除，中寒已作，有伤人命矣。此疾是自内而之外也，是为血病。况头部受邪，现见于无形之处，至高之分，当先缓而后急。先缓者，谓邪气在上，所著无形之分，既著无形，所传无定，若用重剂大泻之，则其邪不去，反过其病矣。虽用缓药，若急服之，或食前，或顿服，咸失缓之体，则药不能腾升，徐溃无形之邪。或药性味、形状拟象服饵，皆须不离缓体，及寒药或炒或酒浸之类皆是也。后急者，谓前缓剂已经高分，泻邪气入于中，是到阴部入于中，染于内之有形质之所。若药不速去，反损阴分，此中治却为客热所当急也。治客以急，此之谓也。治主以缓，先缓谓也。谓阳邪在上，阴邪在下，各为本家病，不从先后错其缓急，不惟不能解其纷，而复致其乱矣。此所以治主当缓，治客当急，谓阳分受阳邪，阴分受阴邪者，主也。阳分受阴邪，阴分受阳邪者，客也。凡所谓急者，当急去之，此治客以急也。

假令少阳、阳明之为病。少阳者，谓邪出于耳前后也。阳明者，首面大肿也。先以黄芩、黄连、甘草，通炒剉煎，少少不住服呷之。或一剂毕，再用大黄，或酒浸，或煨。又以鼠粘子新瓦上炒，咬咀，

---

① 大头痛论：本篇原载附录中，据本书目录移于此。

煎成去粗。纳芒硝各等分，亦时时呷之，当食后用。徐得微利，并邪气已，只服前药。如不已，再服后药，依前次第用之，取利已却止。如阳明渴者，加石膏。少阳渴者，加栝蒌根汤。阳明行经，加升麻、葛根、芍药之类，选而加之。太阳行经，加羌活、荆芥、防风之类，选而加之，并与上药相合用之，不可独用。散者，散也。此一节亦见《病机气宜》。治洪、长、伏三脉，风痫、惊痫、发狂，恶人与火者，灸第三椎、第九椎，服局方妙香丸，以针投眼子透，令水内浸少时服之，如本方法。治弦、细、缓三脉，诸痫似狂，李和南五生丸。大凡治杂病，先调其气，次疗诸疾，无损胃气，是其要也。若血受病，亦先调气，谓气不调则血不行。又气为之纲，夫也。夫不唱，妇不随也。如妇人病经，先柴胡以行经之表，次四物以行经之里，亦先气而后血也。不能饮而渴，不能食而小便黄或涩，皆因胃气虚而生热，有形之物不入，火炎上而渴，戊就癸而化，所以小便黄赤如枣汁。法当补胃，以钱仲阳白术散、干葛、木香、藿香等药治之。

上焦渴，小便自利，白虎汤。

中焦渴，大小便不利，调胃承气汤。

下焦渴，小便赤涩，大便不利，大承气汤。

【点评】"大头痛"，又名"头风""时毒""大头伤寒""虾蟆瘟""捻头瘟""大头天行""疫毒"等，"大头痛"为本篇所题病名。王氏认为本病是疫疠，具有传染性，属于疫病范畴。病位归经在少阳、阳明或太阳，临床以肿痛为主要表现，病变部位在头部两耳前后。提出了治之宜早，药不宜速，缓急先后等原则，并分经论治列举了具体方药与加减变化，体现了丰富的临床经验，对临床有参考价值。此外，提出了"治杂病，先调其气，次疗诸疾，无损胃气，是其要"的原则，对临床具有指导意义。又对渴证从三焦论治，提出了治疗方药，亦为三焦证治内容之一。

## 有六经发渴各随经药治之①

表热，恶热而渴者，白虎汤。

皮肤如火燎，而以手重取之，不甚热者，肺热也。或目白睛赤，烦躁引饮，单黄芩一物。

两胁肌热，脉浮弦者，柴胡饮子。

一身热，或日晡潮热，皆血热也，四顺饮子。

夜则行阴，若发热者，血热也。四顺饮、桃仁汤选而用之。当视其有表入里、腹痛、血刺腹痛、中无转矢气之类。

昼则明了，夜则谵语，热入血室，无犯胃气及上二焦，不治自愈。若甚则四顺饮子、桃仁承气汤，证相似当下者用之。

寅申发热，两胁不盛，亦为柴胡证。

表里内外俱热者，大柴胡汤。

昼则行阳，气也，柴胡。夜则行阴，血也，四顺。治项后侧少阳经中疙瘩，不变肉色，不问大小及月日深远，或有赤硬肿痛。

生山药一挺，去皮　蓖麻子二个，去壳

上二味，研匀摊帛上，贴之如圣。

两手大热，为骨厥。如在火，可灸涌泉三壮或五壮，立愈。

## 问三焦有几② 血海异同

手少阳三焦之经，起于小指次指之外侧，出其端，终于目锐眦。足少阳胆之经，起于目锐眦，终足大趾三毛。头至心为上焦，心至脐

---

① 有六经发渴各随经药治之：本篇原载附录中，据本书目录移于此。

② 问三焦有几：本篇原载附录中，据本书目录移于此。

为中焦，脐至足为下焦，此又足太阳之别也。又《灵枢》云：脐下膀胱至足，为足三焦。右手尺脉为命门，包络同诊。此包络亦有三焦之称，为命门之火，游行于五脏之间，主持于内也。手三焦主持上也，足三焦主持下也，上、中、下三焦通为一气，卫于身也，为外护。既已头至心，心至脐，脐至足为状也，呼为三焦有名也。以为无状可呼？《经》云：三焦者，水谷之道路也。却是有形状，何以然？上焦者，主内而不出。中焦者，主腐熟水谷。下焦者，主出而不纳。故《经》曰：上焦如雾，中焦如沤，下焦如渎也。手经者，主持上也。足经者，主持下也。命门者，主持中也。为卫者，护持外也。三焦元气为父①之气散也，包络相从母也。并行而不相离，母之元气也，故俱会于胸中。《经》云：膻中之分，父母居之，气之海也。如天地之尊，不系五形。

清邪中于上焦，名曰洁也。头痛，项强，腰脊痛。浊邪中于下焦，名曰浑也。阴气为慄，便溺妄出，表虚里急。上焦、下焦与中焦相混，上焦怫郁，脏气相熏。中焦不治，胃气上冲。荣卫不通，血凝不流。若卫气前通者，小便赤黄，与热相搏，因热作使，游于经络，出入脏腑。阴气相通，阳气后微，阴无所使，客气内入，嚏而出之，声嗢音兀咽塞，寒厥热壅，必然下血。阴阳俱厥，脾弱液下。下焦不阖，清便下重，便数而难，脐肠㿔痛，命将难全。此命门之脉，诊在右手尺也。《经》曰：五脏不和，五液注②下。当阖不阖，便溺俱脱，生气绝矣。所以腹脐㿔痛也，故曰命将难全。前三焦自外而入，后三焦自内而出，如雾不散而为喘满，此出而不内也。沤不利而为留饮，留饮不散，久为中满，上不能内，下不能出也。渎不利而为肿满，此因上内而下不出也，此三焦之所不归也。三焦有脏而无腑，在内则游行，是在血也。在外则固护，是在气也。上焦如雾者，气也。下焦如渎者，血也。中焦者，气血分之也。下焦在脐下，膀胱上口，主分别

---

① 父：此后四库本有"母"字。
② 注：四库本作"不"。

清浊，出而不内，即传道也。治在脐下，名曰三焦，其府在气冲中。又云：有脏无腑。成氏云：血室者，血之所居也。荣卫停止之所，经脉流会之处，冲脉是矣。冲者，奇经之一也。起于肾下，出于气冲，并足阳明经，夹脐上行，至胸中而散，为诸经之会。启玄子云：冲为血海，诸经朝会，男子则运而行之，女子则停而止之，皆谓之血室。《内经》曰：任脉通，冲脉盛。男既运行，女既停止。

故运行者，无积而不满也。停止者，有积而能静也。不满者，阳也，气也。能满者，阴也，血也。故满者以时而溢，为之信有期也。溢，动也。乾道成男，坤道成女，故运行者，阳之象也。停止者，阴之象也。气血荣卫，男女皆有，内外谐和，其脉同诊。脉者，血之府也，故为气血之先。室为藏物之舍，亦为府也。三焦之府在气冲中，为男女血海之府。《经》又曰：有脏而无腑，从无形而言之。有脏有腑，从有形而言之也。清邪、浊邪所伤，三焦齐病，亦同两感。《经》云：心包络主之，脉出胸中，下膈，历络三焦。此其所以相与相火并行，与命门之脉同诊于右尺中也。

陈氏五运六气，后有君火二论。即陈蓬运气图也。

【点评】三焦之形历代医家有争论，主要观点有两种，即三焦有名有形，与三焦有名无形说。对于三焦的描述起源于《灵枢·营卫生会》："上焦出于胃上口，并咽以上，贯膈而布胸中，……中焦亦并胃中，出上焦之后，此所受气者，泌糟粕，蒸津液……下焦者，别回肠，注于膀胱而渗入焉。故水谷者，常并居于胃中，成糟粕，而俱下于大肠，而成下焦"。其言三焦乃有名有形，为六腑之一。在《难经》中记载有"心主与三焦为表里，俱有名而无形"，"主持诸气，有名而无形，其经属手少阳。此外腑也，故言腑有六焉"。首次提出三焦为有名无形。本篇是易水学派三焦分证理论的重要文献。王好古作为"部位三焦说"的代表医家，认为三焦用以划分人体部位及内脏，指出"头至心为上焦，心至脐为中焦，脐至足为下焦"，功能上"上焦者，主纳而不出；中焦者，主腐熟水谷；下焦者，主出而不纳"，"上中下三焦通为一气，卫于身也"，阐明了三焦重要的功能之一，即贯通全身之气机。并进一步对三焦的病理进行了阐发。重视脏腑辨证是易水学派的重要学术思想之一，三焦的定位是王好古三焦分证理论的基础，也是易水学派药物归经理论的体现，王氏以三焦理论指导临证实践的观点，对清代吴塘创立"三焦辨证"具有启迪作用。

# 附 录

## 治目 <small>地芝丸定志地黄丸①</small>

治目不能远视，能近视，或亦妨近视，或脉风成疬，地芝丸主之。

生地黄<small>爆干，四两</small>　天门冬<small>汤炮，去心</small>　枳壳<small>面炒，去穰，二两</small>　甘菊花<small>未开者，秤二两</small>

上为细末，炼蜜丸如梧桐子大。如能饮食，茶清汤下。不能饮食，温酒下。食后改熟地黄亦可。<small>此说亦见《病机气宜》目门下亦有。</small>

治目不能近视，反能远视，服局方定志丸。

目能远视，责其有火。不能近视，责其无水，法当补肾。

目能近视，责其有水。不能远视，责其无火，法当补心。

补肾，补足少阴。

补心，补手少阴。

补肾，六味地黄丸加牡蛎。

补心，定志丸加茯苓。

不能近视，晨服地黄丸<br>
　　　　　　　　　　　　}手②足少阴经<br>
不能远视，卧服定志丸

---

① 治目地芝丸定志地黄丸：原脱，据目录补。

② 手：此前四库本有"道"字。

## 治精滑<sub>固真丸①</sub>

治精滑久不愈，固真丸。

单牡蛎不以多少，砂锅子内煅，醋淬七遍，为末，醋糊为丸如梧桐子大，每服五十丸，空心盐汤下。

## 脾胃虚渴不止②

六脉俱弦，指下又虚，脾胃虚弱病③也。食少而渴不已，心下痞，腹中痛，或腹中狭窄如绳束之急，小便不利，大便不调，精神短少。此药专治大渴不止，腹中窄狭，所食减少，大有神效。

白茯苓<sub>去皮</sub>　陈皮<sub>去白</sub>　人参　生姜<sub>先用滚汤掠过，焙干，各秤一两</sub>

秋时减姜一半。如脉弦，或腹中急甚，加甘草三钱。

上同为末，炼蜜为丸，如弹子大。每服一丸，白汤化下。食前空心细嚼，白汤送下亦可。忌生冷硬物及怒发思虑过节。

## 腹胀便血内寒<sub>朱砂丹④</sub>

六脉沉紧，按之不鼓，膀胱胜小肠也。或泻利不止而腹胀，或纯便血赤血，或杂脓血，便虽多而不渴，精神短少，或面白脱色，此失

---

① 治精滑固真丸：原脱，据目录补。

② 脾胃虚渴不止：原脱，据目录补。

③ 病：原作"痛"，据四库本改。

④ 腹胀便血内寒朱砂丹：原脱，据目录补。

血之故。或面黄而气短，此元气损少之故。且小肠者，手太阳经丙火也。膀胱者，足太阳经壬水也。是壬水来丙小肠之位，小肠为壬所克而外走也。诸手经短而足经长，兼以五行相克论之，俱是足经。此火投于水，大寒之证，宜温之则愈。其与《难经》一证，寒热相反，亦名曰小肠泻，亦作泄。海藏云：此杂病火投于水，变为寒证。又外伤足太阳膀胱经，左脉俱浮，为表阳之候也。忽变为内寒，亦旺火投盛水，而屈丙就壬化。脉反不浮而微沉，此内病与外病俱有。此火投水例，非精于脉诊者，孰能知之？姜附赤石脂朱砂丹。

生附子半两　生干姜半两，不泡　朱砂一两，另研　赤石脂一两半，水飞

上为细末，酒糊丸如黑豆大，每服十五丸至二三十丸，米饮汤下。茯苓煎汤下尤妙。

东垣云：因看卢氏《医镜》，见此一药味数、分两同。惟丹砂用伏火者，及治病有差。所治者，小便数而不禁，怔忡多忘，魇梦不已。不同耳！见其不同，审而详之，乃得此之治法不差，且泛举之。《经》言：肾主大小便，肝主小便淋溲。《难经》云：小肠为赤肠。是面赤色及便溺赤色者，皆出心与小肠。南方赤色，显于外也。《经》言下焦如渎者，正谓大小便也。大便为阴，为有形，乃下焦之下者也。肾脏病为肾主大便，不言大肠者，明子行父之道。小便为气所化，乃下之高者也。谓肝主小便淋溲，亦是子行父道，为腑病。诸气化者皆腑，诸有形血化者皆脏病所主。此腑言膀胱病，二证俱在，下焦则同染，有形、无形及在腑、在脏有殊，俱是丹田衰败。不言及心火者，以其相火化行君之令故也。细分之，则膀胱壬水胜丙小肠者，是不传入阴，故泄血。泄血利不禁，为有形质病，且不传阴，则阴不病。何为有形病？此为阴之体也，为腑之用也，天地阴阳互为体用。以斯可见，是明五脏者，为六腑所用，六腑为五脏所用明矣。是有形皆为传阴也。夫小便不禁，是膀胱不约为遗溺，此不传阴也。是丹田胞络受寒，为壬所克。大抵诸腑皆盛有形物，有形病者在腑，责其所来，皆在脏也。用伏火丹砂者，去其寒性耳。治法同者，以其俱在下焦，补诸形火，同在胞络耳。

以其胞与肾相对，有渠相通故也。肾主大便，肝主小便，所治安得不殊？《经》曰：肾肝同归一治。《经》又云：少阳主骨所生病。膀胱却主筋①所生病，亦可知也。小便不禁，茯苓汤下。大便有病，米饮汤送下。

## 脏腑实秘麻仁丸②

凡脏腑之秘，不可一例治。有虚秘，有实秘。实秘者，能饮食，小便赤，麻仁丸、七宣丸之类主之。

## 胃虚而秘厚朴汤③

胃虚而秘者，不能饮食，小便清，厚朴汤主之。

厚朴生姜制，三两④　白术五两　枳实麸皮炒，一两　陈皮三两　甘草炙，三两　半夏曲三两

上为粗末，每服五钱，水一盏半，生姜五片，枣三枚，煎至一盏，空心服。

实秘者，物也。虚秘者，气也。

脉中少有力，浮则似止，胸中元气不及也。加人参、五味子、麦门冬、益智仁、沉香、丁香、川芎、白豆蔻。

气血弱者，不可服枳壳，以损其气也。

气血盛者，不可服丁香，以盛其益气也。

脉弦而虚，不可损气。脉大而实，不可益气。

---

① 筋：原作"节"，据四库本改。
② 脏腑实秘麻仁丸：原脱，据目录补。
③ 胃虚而秘厚朴汤：原脱，据目录补。
④ 三两：原脱，据四库本补。

气虚则生脉散，气实则三才元①。

## 内外诸疮所主方②

地之湿气，感则害人皮肉筋脉，内托散主之，以其外受也。膏粱之变，足生大疔，辛甘之过也，七圣散主之，以其内发也去桂，加当归。疮肿消者，生姜自然汁调轻粉涂之。

诸疮有恶肉者，膏药内入巴豆、雄黄少许，不伤良肉，止去恶肉。不惟恶疮，若痈疽有死肉不能去者，巴豆③霜上之。深则纤之，浅则干掺之，以膏药外护之，大效。

## 三焦寒热用药图④

上焦热  ⎫  小便不利  ⎧ 栀子　黄芩  有一身尽热
中焦热  ⎬        ⎨ 黄连　芍药
下焦热  ⎭        ⎩ 黄柏　大黄

《经》云：无阳则阴无以生，无阴则阳无以化。又云：膀胱者，津液之腑，气化则能出矣。

上焦寒  ⎫         ⎧ 陈皮　厚朴
中焦寒  ⎬ 大便、小便通 ⎨ 藿香　白芷   有一身尽寒
下焦寒  ⎭         ⎩ 干姜　丁香肉
              桂　附子　沉香

---

① 元：同"圆"。
② 内外诸疮所主方：原脱，据目录补。
③ 巴豆：四库本作"白丁"。
④ 三焦寒热用药图：原脱，据目录补。

【点评】本篇治疗小便不利，有三焦热，热邪伤津，津伤则小便不利，故以栀子、黄芩、黄连、黄柏、大黄等苦寒之品清三焦热，热去津复，小便正常。有三焦寒，气化失职，水道不利，可致大小便不通，故以陈皮、厚朴、丁香、白芷、干姜、附子、肉桂等辛热之品，使阳复寒去，气化正常，则大小便可通调。易水学派重视脏腑辨证，其创始人张元素在《中藏经》的影响下创立了"脏腑标本寒热虚实用药式"，其弟子王好古在张氏的脏腑辨证理论基础上再次发挥，创立了"三焦寒热用药"体例，由此而形成了独立的三焦分证体系。本篇的论述对后世有着深远的影响，不但是易水学派药物归经理论的体现，还为后世医家吴鞠通在创建"三焦辨证"起到了奠基作用。易水学派的药物归经理论是中药药性理论的重要组成部分，是张元素在《伤寒论》六经分证的基础上创立了"药物归经理论"与"中药引经报使理论"，这些有导向作用的药物被张氏称为"的药"，对临床有指导意义。

## 治臁刃脚膝疮方①

治臁刃及脚膝生疮，《局方》虚损门黄芪丸，服之则愈。

## 定痈疽地方②

定痈疽死之地方：一、伏兔。二、腓腨。三、背。四、五脏俞。五、项上。六、脑。七、髭。八、鬓。九、颐。

---

① 治臁刃脚膝疮方：原脱，据目录补。
② 定痈疽地方：原脱，据目录补。

# 许先生论关中梁宽甫证

右胁，肺部也。咳而唾血，举动喘促者，肺诊也。发热，脉数，不能食者，火来刑金，肺与脾俱虚也。肺脾虚而火乘之，其病为逆。如此者，例不可补泻。盖补金则虑金与火持而喘咳益增。泻火则虑火不退位而痎癖反盛。正宜补中益气汤也。先扶元气，少少以治病药和之。闻已用药而不获效，意必病势苦逆而药力未到也。当与宽甫熟论①，远期秋凉，庶就使平复。盖肺病恶春夏火气，至秋冬则退也。正宜于益气汤中，随四时阴阳、升降浮沉、温凉寒热。升降浮沉则顺之，寒热温凉则反之，顺其理和其气，为治之大方也。及见有证，增损服之，或觉气壅，间服加减枳术丸，或有服间服加减枳术汤②。数月后，庶逆气稍回，逆气回则治法可施。但恐已至色青、色赤，脉弦、脉洪，则无及矣。

近世论医，有主河间刘氏者，有主易州张氏者。盖张氏用药，依准四时、阴阳、升降，而增损之，正《内经·四气调神》之义。医而不知此，是妄行也。刘氏用药，务在推陈致新，不使少有怫郁，正造化新新不停之义。医而不知此，是无术也。然而主张氏者，或未尽张氏之妙，则瞑眩之药③，终莫敢投。至失机后时而不救者多矣。主刘氏者，未悉刘氏之蕴，则劫效目前，阴损正气，遗祸于后日者多矣。能用二家之长，而无二家之弊，则治法其庶几乎！

---

① 熟论：了解辨别。

② 或有服间服加减枳术汤：《鲁斋遗书》作"或有饮河间服《局方》枳术汤。"

③ 瞑眩之药：《尚书·说命上》有"若药弗瞑眩，厥疾弗瘳"的论述。后以"瞑眩药"喻服后反应强烈的药。

【点评】本篇内容出《鲁斋遗书》卷八，文字有出入。许先生是金末元初著名理学家、教育家许衡（字仲平，号鲁斋，世称"鲁斋先生"），怀庆路河内（今河南省焦作市）人。官至集贤大学士兼国子监祭酒、领太史院事。兼通医学，曾为南宋医家吴敏修《伤寒辨疑论》作序，留有《吴氏伤寒辨疑论序》一文。又谓"洁古之书，医中之王道"。著有《鲁斋集》《鲁斋心法》等。本篇原名《与李才卿等论梁宽甫病证书》，"右胁"前有"梁宽甫证候"五字，下文《论史副使病证》中的"宽甫病候，初感必深，所伤物当时消导不尽，停滞淹延，变生他证，以至于今。恐宜仿刘氏推陈致新之意，少加消导药于益气方中，庶有渐缓之期也。"当在"则治法其庶几乎"后，此后尚有"鄙见如此，未敢以为必然。惟吾才卿、元甫、子益共商论之"数句。

又明楼英《医学纲目·治法通论》也载录了标注为出"海藏"的上述内容，文字与编排有出入。下文"史副使病，不见色脉，不能解料。然以既愈复发言之，则亦恐宜取张氏依准四时、阴阳、升降用药，以扶元气，庶他日既愈而遂愈也"等文字紧接在"则治法其庶几乎"之后，无"鄙见如此……"数句，无"论史副使病证"标题。

从许衡原著与《医学纲目》所引体例看，两段文字当是一个完整的内容。标题"论史副使病证"与部文文字疑为整理者增损。从内容看当是许衡与李才卿等讨论梁宽甫病候的医案医话，亦反映了许衡的中医学功底。

## 论史副使病证

史副使病，不见色脉，不能解料。然以既愈复发言之，则亦恐宜取张氏依准四时、阴阳、升降用药，以扶元气，庶他日既愈而遂愈也。宽甫病候，初感必深，所伤物恐当时消导不尽，停滞淹延，变生他证，以至于今。恐亦宜仿刘氏推陈致新之意，少加消导药于益气汤中，庶有渐缓之期也。

<h2 style="text-align:center">王太医圆明膏①</h2>

圆明膏，太医王教授传。

槐英半斤，河水四斤②，浸二宿，熬槐英，取汁二升　　黄连四两　川芎　防风各一两　当归　秦皮各二两

已上五味，剉如绿豆大。用河水六升，浸一宿，熬取汁三升。将槐英租并此五味租，再用水四升，熬取二升，通前共五升，相合铜锅内。用木炭文武火熬，入去蜡净蜜四斤。净蜜法：取蜜四升，入锅内微熬，勿令滚，其蜡沫尽浮在面上，急取下，以纸覆蜜面，候冷取纸，蜡自随纸去。再温蜜热，以绵滤入药汁内，同煎一时许，入下项飞石一十三两：

金星石　银星石　代赭石　菩萨石　寒水石　紫石英　云母石并白矾少许，同捣细　滑石　井泉石　玄精石各一③两，另研为细末　黄丹三两，研令极细

已上一十一味，相合再研，水飞，焙干，共得一十三两，研开入药汁内。又熬一时，入后淬炉甘石二两。淬法：炉甘石不以多少，用木炭火煅红，童子小便蘸，再煅红，再淬，凡七次，以碎为度。再研，水飞，焙干，净秤二两，入药汁内，又熬一时，入下项药：铜绿

----

① 王太医圆明膏：原脱，据目录补。
② 斤：四库本作"升"。
③ 一：四库本作"二"。

半两，研　青盐半两，研　雄猪胆七枚，取汁　白丁香一合，水浸，研取清汁
鹰条三①钱，如取上汁用

　　已上药同熬，万转成膏。凡熬时用槐柳枝不住手搅，勿令尘入锅
中，须于净室内熬膏，盛入磁②器中，候③冷入下项细末。药不可热，
热则药力去矣。

　　乳香　没药　轻粉　蕤仁去皮，各半两用　朱砂　牛黄　脑子　血
竭各一钱　杏仁去皮，半两　南硼砂一钱

　　上件各别研，令极细。

　　珍珠　珊瑚　紫贝　硇砂　石獬　白矾　绿矾　朴硝各一钱　盆
硝半钱

　　上用预留元熟清药汁，同研极细烂，搅入药中令匀，如常法点
之，神效。

---

① 三：四库本作"二"。
② 磁：同"瓷"。
③ 候：原作"假"，据四库本改。

# 《此事难知》后序

东垣先生医书一帙，予府已锓梓①传于世矣。今又得一书，亦东垣治疾之法，名曰《此事难知》。盖医之为道，所以续斯人之命，而与天地生生之德，不可一朝泯也。秦焚六经而废周公、孔子之道，幸而医书存世。考诸经者，则知黄帝与岐伯之论辩，反复推明五运七气之秘，以立补泄之法，所以拯斯人之疾，而人之死生系焉。岐黄既远，求能推诸五运七气，而察阴阳升降之候，定脏腑虚实之所因，合经络上下之所属，而能起死回生者鲜矣。噫！克绍②明之者，其惟东垣先生乎？先生是书，乃言外不传之秘，诚为人所难知。然方剂虽载其妙理，有不可得而明言者，在乎心领而神会耳。唐·许胤宗曰：医者，意也。思虑精则得之，此之谓欤！而孟轲氏曰：梓匠轮舆，能与人规矩，不能与人之巧，亦此谓也。予用寿行而与四方之士共焉，则济人利物之一端，未必无小补云！

成化甲辰岁仲夏既望荆南一人识

---

① 锓梓：指刻板印书。
② 绍：继承。

## 厥阴证[1]

厥阴证，烦满，囊缩，大小便不通，发热引饮，腹满，脉尺寸俱微缓。

脉沉疾，按之有力者为阳，阳则当下，宜大承气汤。

脉沉迟，按之无力者为阴，阴则当温，宜四逆汤，更宜速灸之。

## 阴脉之剂

### 正阳散

附子一两，炮坼，去皮脐　干姜炮，二钱半　甘草二钱半，炙黄　麝香一钱，细研，治胀急痞满风毒，味辛温　皂荚二两，酥，炙黄，去皮　弦子味辛咸，治诸风，利九窍，疗腹[2]满及囊结

上为极细末，每服二钱，水二盏，煎至五分，和滓温服，无时。

### 回阳丹

硫黄半两，细研，味酸温，大热，治心腹疾，积聚邪气，冷癖在胁，咳逆上气，脚冷弱无力　木香半两，味辛温，疗肌中偏寒，主气不足，行药之精　荜澄茄半两，味辛温，治皮肤风，心腹气胀　干蝎半两，味甘辛，治一切风　吴茱萸半两，汤浸，干

---

① 厥阴证：本篇与以下内容辑自杜思敬《济生拔萃》卷九。

② 腹：此前原衍"腹"字，据文义删。

炒，味辛温，大热，主温中，逐风邪诸冷实不消，气逆，利五脏　**附子**半两，炮坼，去皮脐　**干姜**二钱半，炮坼

上为细末，酒糊为丸，梧桐子大，生姜汤下，每服三五十丸，并二三服，以热酒投之，覆衣取汗。

### 自汗者

太阳自汗桂枝汤，阳明自汗白虎汤，少阴自汗四逆汤。

### 六经渴者

太阳渴，脉浮，无汗者，五苓散、滑石之类。

阳明渴，脉长，有汗者，白虎汤、凉膈之类。

少阳渴，脉弦而呕者，小柴胡加栝蒌根汤。

太阴渴，脉细，不欲饮，纵饮，思汤，不思水。

少阴渴，脉沉，自利者，猪苓汤、三黄汤之类。

厥阴渴，脉微，引饮者，少少与之。

# 痉证从风治

发汗太多因致痉，身热，足寒，项强，恶寒，头热，面赤，目脉赤，头摇口噤，背反张者，痉病也，属太阳。

若头低视下，手足牵引，肘膝相构，阳明痉也。

若一目或左或右邪视①，并一手一足搐搦者，少阳痉也。汗之，止之，和之，下之，各随其经，可使必已。

若发热无汗，反恶寒者，名刚痉，宜麻黄加独活防风汤。

**麻黄**去节　**桂枝**各一两　**甘草**半两　**杏仁**二十五个，去皮尖　**独活　防风**二味各一两

上细剉，每服一两，水三盏，煮至一盏半，去渣，温服。

---

① 邪视：不用正眼视之。

若发热，自汗而不恶寒者，名柔痓，宜桂枝加川芎防风汤。

桂枝　芍药　生姜三味各一两半　甘草　防风　川芎各一两　大枣六枚

上细剉，每服一两，水三盏，煎至一盏半，去渣，温服。

若发热，脉沉而细者，附太阴也。必腹痛，宜桂枝加芍药防风防己汤，又宜小续命汤。

桂枝一两半　防风　防己各一两　芍药三两　生姜一两半　大枣六枚

上煎服同前。

若发汗过多，发热，头面摇，卒口噤，反背反张者，太阳兼阳明也。宜去风养血，防风当归散主之。

防风　当归　川芎　地黄各一两

上剉，每服一两，水三盏，煮至二盏，去渣，温服。

如无汗者，葛根汤主之。

如有汗者，桂枝加葛根。

若汗下后不解，乍静乍躁，目直视，口噤，往来寒热，脉弦者，少阳风痓，宜小柴胡加防风汤。

柴胡二两　人参五钱　半夏制，六钱　黄芩三钱　生姜　甘草各七两半　防风一两　枣三个

上剉，每服一两，水三盏，煮至一盏半，去渣，温服。

### 附子散

治阴痓，手足厥，筋脉拘急，汗出不止，头强头摇，口噤。

桂心二钱　附子一两，炮　白术一两　川芎三钱　独活半两

上为末，每服三钱，水一盏，枣一枚，煎至五分，温服。

### 桂心白术汤

治阴痓，手足厥冷，筋脉拘急，汗出不止。

白术　防风　甘草　桂心　附子　川芎各等分

上为末，每服五钱，水二盏，生姜五片，枣二枚，同煎至七分，去渣，温服。

### 附子防风散

治阴痉，闭目合<sup>①</sup>面，手足厥逆，筋脉拘急，汗出不止。

白术　防风　甘草　桂心　附子　干姜　柴胡　茯苓　五味子

上为末，每服三钱，水二盏，生姜四片，同煎，去渣，温服。

### 八物白术散

治阴痉一二日，面肿，手足厥冷，筋脉急，汗不出，阴气内伤。

白术　茯苓　五味子　桂心　麻黄　良姜　羌活　附子

上为末，每服四钱，水一大盏，生姜五片，同煎至五分，去渣，温服，无时。

无论有汗无汗，药内并下，药中揔<sup>②</sup>加羌活。

### 栝蒌桂枝汤

有汗者，柔也。其证备，身体强几几，然脉反沉迟。

栝蒌根二两　桂枝三<sup>③</sup>两　芍药三两　甘草二两，炙

上为末，每服五钱，水二小盏，生姜七片，枣二枚，煎至一盏，去滓，温服。汗不出，食顷，啜热粥发之。

### 桂枝加葛根栝蒌汤

有汗者，柔也。

桂枝　芍药各□□　葛根　栝蒌根各二钱半

上为末，煎服同前，加羌活。

### 金匮葛根汤

无汗者，刚也。无汗而小便反少，气上冲胸，口噤，不得语。

葛根四两　麻黄去节，三两　桂枝二两　生姜三两　甘草二两　芍药二<sup>④</sup>两　枣二十个，擘

---

① 合：原脱，据《类证活人书》卷十七补。
② 揔：皆。
③ 三：原脱，据《金匮要略》栝蒌桂枝汤补。
④ 二：原脱，据《金匮要略》葛根汤补。

上㕮咀，以水一斗先煮麻黄、葛根一二沸，去上沫，纳诸药，煮取三升，去滓服。

妇人新产血气痉者，举卿举败散。汗后中风，发搐亦然。

荆芥穗，不以多少，火微炒，炒大豆黄卷熟。以酒沃之，去黄卷

取汁调细末三五钱，和滓饮之，轻者一服愈，重者三服，其效如神。

## 海藏治法

### 神术汤

苍术　防风　甘草

治风湿，恶寒，脉紧，解利无汗。治刚痉加羌活、独活、麻黄。

### 白术汤

白术　防风　甘草

治风湿，恶风，脉缓，解利有汗。治柔痉加桂心、黄芪、白术。

太阳阳明加川芎、荆芥穗。

正阳阳明加羌活、酒大黄。

少阳阳明加防风、柴胡根。

热而在表者，加黄芩。寒而在表者，加桂枝、黄芪、附子。

热而在里者，加大黄。寒而在里者，加干姜、良姜、附子。

已上数经，寒热当以脉别之。

### 发黄四证 方在《元戎拾遗》内附，阴黄在《略例》内附

有畜血，发黄，太阳传本也。有结胸，发黄，下之早，太阳阳明本也。

有湿热，发黄，阳明与太阴也。有寒湿，发黄，少阳与太阴也。

海藏云：当汗不汗即生黄，当汗汗多因致痓。

不当汗而若汗之，畜血定应无改易。

汗多或有变亡阳，阴证脉候须子细。

若大便自利而黄者，茵陈栀子黄连三味汤。

色如熏黄，乃湿病也，一身尽疼。色如橘子黄，乃黄病也，一身不疼。

干黄，燥也。小便自利，四肢不沉重，渴而引饮者，栀子柏皮汤。

湿黄，脾也。小便不利，四肢沉重，似渴不欲饮者，大茵陈蒿汤。

往来寒热，一身尽黄者，小柴胡加栀子汤。

伤冷中寒，脉弱，气虚，变而为阴黄者，仲景理中汤加茵陈蒿服之。

发热，渴，小便不利，茵陈蒿汤调五苓散服之。

欲发黄者，急用瓜蒂散搐入鼻中，出黄水甚验。

**茵陈蒿汤**

太阳。

茵陈蒿一两半　大黄二分　栀子十个

上剉如麻豆大，每服一两，水三盏，先煮茵陈减一半，内二味，煮八分，去滓，温服，日三服，小便利如皂角汁色，正赤一宿，腹减，黄从小便中出也。

**麻黄连翘赤小豆汤**

太阳、阳明、少阳三经也。

麻黄　连翘各一两　赤小豆半两

上剉如麻豆大，每服一两，水三盏，煮至一盏，去滓，温服。

**栀子柏皮汤**

属阳明、少阳也。

大黄　柏皮各二两　栀子十五个

上剉如麻豆大，每服一两，水三盏，煮至一盏，去滓，温服。

# 畜血证

血谛证古人虽有轻重之殊，而无上下之别，今分作上中下三等。以衄血、唾血、呕血，分为上部，血结胸中为中部，畜血下焦为下部。夫既有三部之分，故药亦随而轻重之也。

汗多者，为衄血。脉浮，灸之者，咽燥为唾血。当汗不汗，热入于里者，为呕血，为吐血。此血在上也，犀角地黄汤主之。凉膈散加生地黄亦可，然衄、唾、呕吐，俱在上，亦当以轻重分之。

大凡血证，皆不饮水，惟气证则饮水，宜谨之。此证足太阴所主脾所不裹，越而上行，所以有呕血、吐血之候也。

实者犀角地黄汤，胸中手不可近也。

犀角屑如无以升麻代，一两　生地黄二两　芍药八钱　牡丹皮一两

上为粗末，水煎服，热多者，加黄芩。升麻与犀角性味主治不同，何以升麻代之？以是知引入阳明也，兼治疮疹太盛。

## 云岐子犀角地黄汤

寸芤，血在上焦。

生地黄二两　黄芩一两半　黄连一两　大黄半两

上㕮咀，水二盏，秤一两，煎至一盏，去滓，食后服之。

虚者黄芩芍药汤，治虚家不能饮食，衄血，吐血。

黄芩　白芍药　甘草　一法加生姜、黄芪。

上二药，治伤寒衄血，吐血，呕血。

## 桃仁承气汤

治血结胸中，心下手不可近，为中部畜血，无寒热，胸满，嗽水

不欲咽，喜忘，昏迷，其人如狂。

桃仁<sub>半两</sub> 大黄<sub>一两</sub> 甘草<sub>二钱半</sub> 桂<sub>三钱</sub> 芒硝<sub>三钱</sub>

上㕮咀，每服一两，水二盏，生姜七片，煎至一半，去滓，入硝化开，食后服。

若牙齿等蚀，数年不愈，当作阳明畜血治之。此汤细末炼蜜丸，桐子大，服之。好饮过者，多有此疾，屡服有效。

### 仲景抵当汤<sub>并丸</sub>

即脐下手不可近，畜血下部也。<sub>其人发狂，少腹满硬，小便自利，大便反黑，如狂者在中，发狂者在下。</sub>

大黄<sub>半两</sub> 水蛭<sub>炒制，半两</sub> 虻虫<sub>三钱，去翅足</sub> 桃仁<sub>三钱</sub>

上剉，每服五钱，水二盏，煎至七分，去滓，温服。如用丸，炼蜜丸之。

### 生地黄丸

病人七八日后，两手脉沉迟细微，肤冷，脐下满，或狂，或躁，大便实而色黑，小便自利者，此畜血证具也。若年老及年少气虚弱者，宜此方主之。

生地黄<sub>自然汁一升，如无生地黄，只用生干地黄二两</sub> 干漆<sub>半两，炒烟欲尽</sub> 生藕<sub>自然汁半升，如无藕用刺蓟汁半升，如无刺蓟汁用刺蓟末一两</sub> 蓝叶<sub>一握，切碎，干者用末半两</sub> 虻虫<sub>二十个，去翅足，麸内炒黄</sub> 水蛭<sub>十个，炒</sub> 大黄<sub>一两，剉如骰子大</sub> 桃仁<sub>半两，研碎</sub>

上一处入水三升半，同慢火熬及二升以来①，放冷，分三服。投一服至半日许，血未下再投之，此地黄汤比抵当汤丸其势甚轻。如无地黄与藕汁，计升数添水同煎。抵当汤丸恐用之太过，有不止损血之候，故立此汤。

衄不可汗者，盖为脉微也。

脉紧者，浮者，麻黄汤主之。脉浮缓者，桂枝汤主之。脉已微

---

① 以来：余。

者，犀角地黄汤主之。

### 衄涕血出于肺

犀角　升麻　栀子　黄芩　芍药　豉　生地黄　紫参　丹参　阿胶　硫黄

### 咯唾血出于肾

天门冬　紫菀　知母　贝母　桔梗　百部　熟地黄　麦门冬　远志　泽泻　牡蛎　黄柏　干姜　肉桂

### 痰涎血出于脾

葛根　黄芪　黄连　芍药　当归　沉香　甘草

### 呕吐血出于胃

实者犀角地黄，虚者小建中加黄连。


# 结胸证

大结胸，不按而痛，陷之深。

麻黄证，脉浮紧，而反下之，是犯卫气，则为正结胸。以其在无形，故陷之高也。无汗下之，而成太阳阳明证，犯至高者，故大喘，陷胸丸主之。

小结胸，按之而痛，陷之浅。

桂枝证，脉浮缓，而反下之，是犯荣气，则为结胸。心下痞，以其在有形，故陷之低也。汗之过半，下之独成阳明证，犯在里者，故喘，大陷胸汤主之。

小结胸无大热，陷之轻。

无大热，头汗出，汗之已，多下之，而成少阳阳明证。犯之轻者，故微喘，小陷胸主之。

# 水结胸者

水结心下，五苓散、枳术汤宜用之。

上项五药，具在后《保命集》内，大抵大陷胸汤治实热，陷胸丸兼喘，小陷胸汤兼痞。

应汗而水渍热却而益烦，肉上粟起，欲饮不渴，先文蛤后五苓，变为寒实也。虽云三物陷胸，莫若白散，亦可用桔梗、巴豆、贝母也。

霍乱证，本自胃经，或因寒饮，或因饮水，或伤水毒，或感湿气，冷热不调，水火相干，阴阳相搏。故转筋挛痛，经络乱行，暴热吐泻，中焦胃气所主也。察其色脉，随经标本，此治霍乱吐泻之法也。

如头痛，发热，邪自风寒而来，中焦为寒热相半之分，邪稍高者，居阳分而为热，热多饮水者，五苓散以散之。

如邪稍下者，居阴分，则为寒，寒多不用水者，理中丸以温之。

如吐利后有表者，解之。汗出厥者，温之。

如既吐且利，小便利，大汗出，内寒外热者，亦温之。

如吐下后，汗出，厥逆不解，脉欲绝者，四逆等汤治之。

如吐泻转筋，身热，脉长，阳明本病也。宜和中，四君子汤、平胃散、建中汤。

## 四君子汤

茯苓　白术　人参　黄芪<small>各一两</small>

上剉如麻豆大，每服一两，水三盏，生姜五片，煎至一盏，去滓，温服。

如吐泻转筋，头痛，自汗，脉浮者，四君子加桂五钱主之。

如吐泻转筋，头痛，无汗，脉浮者，四君子加麻黄五钱主之。

如吐泻转筋，胁下痛，脉弦者，宜建中加木瓜柴胡汤。平胃加木瓜五钱亦可也。

桂枝二两半　芍药三两　甘草一两　胶饴半升　生姜一两半　大枣六枚　木瓜五钱　柴胡五钱

上剉如麻豆大，每服一两，水三盏，煮至一盏半，去滓，下胶饴两匙，煎化服。

如吐泻后，大小便不通，胃中实痛者，四君子汤加大黄一两主之。

如吐泻转筋，腹中痛，体重，脉沉而细者，宜四君子加芍药高良姜汤。

四君子四味各一两　芍药　良姜各五钱　同前煎服。

如吐泻，霍乱，四肢拘急，脉沉而迟者，宜四君子加姜附厚朴汤。

四君子四味各一两　生姜　附子　厚朴炮制，各三钱　同前煎服。

如吐泻转筋，四肢厥冷，脉微缓者，宜建中加附子当归汤。

桂枝一两　当归三钱　芍药二两　甘草半两　胶饴半升　生姜一两半　附子三钱，炮　大枣六枚　同前煎服。


## 伤寒表里缓急辨

解利伤寒之法，当先明表里，表里既见则治之缓急亦不可不知也。盖三阳之表当急而里当缓。三阴之表当缓而里当急。《经》曰：在皮者，汗而发之。是表之表，汗之当急者也。又曰：渍形以为汗，是里之表，汗之当缓者也。假令太阳证始得，头痛，腰脊强，脉浮，无汗，里和，此汗之当急者也，故麻黄汤主之。少阴证始得，发热，脉沉，里和，无汗，此汗之当缓者也，故麻黄附子细辛汤主之。至于在表之里，则下之当缓。在里之里，则下之当急，其类虽多，可推而知也。

### 表之表麻黄汤

麻黄<sub>去节根，五钱</sub>　桂心<sub>去皮，三钱</sub>　甘草<sub>炒黄，二钱</sub>　杏仁<sub>去皮尖，二</sub>
<sub>十枚</sub>

上㕮咀，都作一服，水煎。

假令得肝脉，其外证善洁，面青，善怒，其三部脉俱浮而弦，恶寒，里和，谓清便自调，麻黄汤内加羌活、防风各三钱。以其肝主风，是胆经受病。大便秘，或泄下赤水无数，皆为之里不和也。

假令得心脉，其外证面赤口干，喜笑，其脉寸尺俱浮而洪，恶寒，里和，谓清便自调，麻黄汤内加黄芩、石膏各三钱。以其心主热，是小肠经受病也。

假令得脾脉，其外证面黄，善噫，善思，善味，其脉尺寸俱浮而缓，里和，恶寒，麻黄汤内加白术、防己各三钱。以其脾主湿，是胃经受病也。

假令得肺脉，其外证面白，善嚏，悲愁不乐，欲哭，其脉尺寸俱浮而涩，里和，恶寒，麻黄汤内加桂、生姜各三钱。以其肺主燥，是大肠经受病也。

假令得肾脉，其外证面黑，善恐欠，其脉尺寸俱沉，里和，恶寒，麻黄汤内加附子、生姜各三钱。以其肾主寒，是膀胱经受病也。

已上五证，皆表之表，谓在皮者，汗而发之，所当急也，皆为腑受病矣。

## 表之里

且表之里者，下之当缓。谓随脏表证外显，脉尺寸俱浮，而复有里证。发热饮水，便利赤色，或泄下赤水，按之内实，或痛，麻黄汤内去麻黄、杏仁，随脏元加药同，分作五服，每下一证。初一服，加大黄半钱，邪尽则止。若邪未尽，第二服加大黄一钱。邪又未尽，第三服加大黄一钱半。邪未尽，又加之，邪尽则止。此谓先缓而后急，是表之里者，下之当缓也。

**里之表麻黄附子细辛汤**

麻黄 半两，去根节　　附子 一钱二分半，炮坼　　细辛 半两，去苗土

上㕮咀，都作一服，水煎。

假令得肝脉，其内证满闷，淋溲便难，转筋，其脉尺寸俱沉而弦，里和，恶寒，即肝经受病也。此汤内加羌活、防风各三钱。

假令得心脉，其内证烦躁，心痛，掌中热而哕，其脉尺寸俱沉而洪，里和，恶寒，即心经受病也。此汤内加黄芩、石膏各三钱。

假令得脾脉，其内证腹胀满，食不消，怠惰，嗜卧，其脉尺寸俱沉而缓，里和，恶寒，即脾经受病也。此汤内加白术、防己各三钱。

假令得肺脉，其内证喘咳，洒淅寒热，其脉尺寸俱沉而涩，里和，恶寒，即肺经受病也。此汤内加生姜、桂各三钱。

假令得肾脉，其内证泄如下重，足胫寒而逆，其脉尺寸俱沉，里和，恶寒，即肾经受病也。此汤内加附子、生姜各三钱。

已上五证，皆里之表，宜渍形，以为汗所当缓也，皆为脏受病也。

# 里之里

且里之里者，下之当急。谓随①脏内证已显，尺寸脉俱沉，复有里者。谓大小便秘涩，或下赤水，或泄无数，不能饮食，不恶风寒，发热引饮，其脉俱沉，或按之而内痛，此谓之里实，宜速下之。麻黄附子细辛汤内去麻黄，与随脏元加药同，分作三服，每下一证。初一

---

① 随：原脱，据《素向病机气宜保命集·解利伤寒论》补。

服，加大黄三钱，邪尽则止。若邪未尽，第二服加大黄二钱。邪又未尽，第三服加大黄一钱。此先急而后缓，谓里之里者，下之当急也。

太阳证，九味羌活汤，无汗用苍术，有汗用白术。<sub>方在前</sub>

### 白术汤

治伤风寒，上解三阳，下安太阴神方。

白术<sub>二两，如汗之改苍术</sub>　防风<sub>二两，去芦秤</sub>

上咬咀，水煎。

若发热引饮，加黄芩、生甘草一两。

若头痛、恶风者，加羌活散三钱半。

### 羌活散

羌活<sub>一两半，如鞭节</sub>　川芎<sub>七钱</sub>　细辛<sub>二钱半，去芦</sub>

若身热、目痛者，加石膏汤四钱。

### 石膏汤

石膏<sub>二两，乱纹者</sub>　知母<sub>半两</sub>　白芷<sub>七钱</sub>

若腹中痛者，加芍药散三钱。

### 芍药散

白芍药<sub>二两，酸涩者</sub>　中桂<sub>半两，去皮</sub>

若往来寒热而呕者，加柴胡散三钱。

### 柴胡散

柴胡<sub>一两，去苗须</sub>　半夏<sub>半两，姜制</sub>

若心下痞者，加枳实一钱。若有里证者，加大黄一钱，次二钱，又三钱，邪去止之。

# 有汗无汗四时宜用

经言：有汗不得服麻黄，无汗不得服桂枝。然春夏汗孔疏，虽有汗，不当用桂枝，宜黄芪汤以和之。秋冬汗孔闭，虽无汗，不当用麻黄，宜川芎汤以和之。春有汗，脉微而弱，恶寒者，乃太阳证，秋冬之脉也，亦宜黄芪汤。无汗亦宜川芎汤。秋冬有汗，脉盛而浮，发热，恶热者，乃阳明证，春夏之脉也，亦宜黄芪汤。无汗亦宜川芎汤。

有汗者，皆可黄芪汤，无汗皆可川芎汤。

**黄芪汤**

有汗则能止之。

黄芪　白术　防风各等分

上咬咀，水煎五七钱，饮清温。若汗多恶风甚者，加桂枝一二钱匕。

**川芎汤**

无汗则能发下。

川芎　羌活　制苍术各等分

上咬咀，水煎五七钱，饮清热。若汗少恶寒甚者，加麻黄一二钱匕。

法曰：五脏之脉，寸关尺也。今言尺寸者，阴阳也。如阳缓而阴急者，表和而里病也。如阴缓而阳急者，里和而表病也。

立夏至立秋、处暑之间伤寒者，身多微凉，有自汗，四肢①沉重，谓之湿温，又谓之温淫，宜苍术石膏汤。

苍术半两　石膏三钱　知母一钱半　甘草一钱

上为粗末，作一服，水煎，温服。

身热，脉洪，无汗，多渴者，热在上焦，宜桔梗汤。

甘草　桔梗　连翘　栀子　薄荷　黄芩

上为粗末，竹叶水煎，秘者加大黄。

通解四时伤寒，大神术汤。

---

① 肢：原作"时"，据《素问病机气宜保命集》改。

苍术<sub>四两，制</sub>　羌活　防风　川芎<sub>各一两</sub>　黄芩　枳壳<sub>一作枳实</sub>　甘草<sub>各半两</sub>　白芷<sub>一两半</sub>　石膏<sub>二两</sub>　细辛<sub>三钱</sub>　知母<sub>七钱</sub>

上㕮咀，石膏为细末，入药水煎。欲汗之，热服。汤投春倍防风、羌活，夏倍黄芩、知母，季夏淫雨倍术、白芷，秋加桂五钱，冬加至一两亦可。以意消息，随证增损。非发热而渴，不可用石膏、知母。非里实心下，不可用枳实也。

内伤论并治法、药方俱在《阴证略例》中。

## 缓急辨

《经》云：治主以缓，治客以急，所当知也。

诸有表证，当汗，脉浮，急汗之，脉沉，缓汗之。

诸有里证，当下，脉浮，缓下之，脉沉，急下之。

三阳，汗当急而下当缓。

三阴，汗当缓而下当急。

主为病，则缓去之。

客为病，则急去之。

胸中气病，自病也。为主，治当缓。

胸中血病，他病也。为客，治当急。

上无形，下入腹中，即为客也，治当急。

下有形，上入胸中，即为主也，治当缓。

岁之六气主也。司天在泉，间气客也。

补上治上，制以缓，不犯血药，便为之缓，非缓慢之缓也。

补下治下，制以急，不犯气药，便为之急，非急速之急也。

热在至高之分，故用轻剂，从高而按，治从缓也。若急服之，上热未退，而中寒复生矣。若人有形，当下之者，候其急，从权可也。

伤寒传至五六日间，渐变神昏不语，或睡中独语一二句，目赤，唇焦干，不饮水，稀粥与之则咽，终日不与则不思，六脉细数而不洪大，心下不痞，腹中不满，大小便如常，或传至十日已来，形貌如醉人。医见神昏不已，多用承气汤下之，则误矣。盖不知此热传手少阴心经也。本太阳经伤风，谓风为阳邪，阳邪伤卫，阴血自燥，热畜膀胱，壬病逆传于丙，丙丁兄妹，由是传心，火迫而熏肺，所以神昏也。谓肺为清肃之脏，内有火邪，故令神昏，宜栀子黄芩黄连汤。若脉在丙者，导赤散。脉在丁者，泻心汤。若误用凉膈散，乃气中之血药也。如右手寸脉沉滑有力者，则可用之。或用犀角地黄汤者，近于是也。此解阳明经血中热之药也。若脉浮沉俱有力者，是丙丁中俱有热也，可以导赤散与泻心汤合半服之，则宜矣。

## 汗吐利下

病在天之无形，当汗。病在天之有形，当吐。病在地之无形，当利小便。病在地之有形，当过大便。经言：亡血虚家不可吐。在脉尺中按之有力，当吐之。若尺中按之无力，即不可吐。以其阳气下陷于阴中，为阴所遏。故吐之，使阳气得以上升也。

浮可下者，外有六经之形证。

沉可汗者，内无便溺之阻隔。

表 实 麻黄汤
虚 桂枝汤

中 实 调胃承气汤
虚 小建中汤

沉 实 大承气汤
虚 四逆汤

## 疟疾论

暑之为病，以疟舍于荣卫之间，得秋之风寒所伤而后发。亦有非暑感。

风寒而得者，邪并于阳则发热，邪并于阴则发寒。并则病作，离则病止。在气则发之早，在血则发之晏。浅则日作，深则间之。或在头项，或在腰脊，虽上下远近之不同，在太阳一也，从乎中治。中治者，少阳也。

## 《素问》六经疟候汤液　足经

太阳疟，令人腰痛，头重，从背起，先寒后热，熇熇暍暍然，热止汗出。虽已，羌活加生地黄汤，小柴胡加桂汤。

阳明疟，令人先寒洒淅洒淅，甚久乃热，热去汗出，喜日月火光，气乃快然，桂枝二白虎一汤，黄芩芍药加桂枝汤。

少阳疟，令人身体解㑊，寒不甚，热不甚，恶见人，见人心惕惕然，热多汗出，小柴胡汤主之。

太阴疟，令人不乐，好太息，不嗜食，多寒热汗出，病至则善呕，呕已乃衰，小建中汤，异功汤。

少阴疟，令人闷吐甚，多寒热，热多寒少，欲开户牖而处。其病虽已，小柴胡加半夏汤。

厥阴疟，令人腰痛，少腹满，小便不利如癃状，非癃也。数便意，恐惧，气不足，腹中悒悒，四物玄胡苦楝附子汤。

## 《素问》五脏疟证汤液 方在《活人》

肝疟，令人色苍苍然，太息，其状若死者，四逆汤，通脉四逆汤。

胃疟，令人疸病，善饥而不能食，食而腹满，腹大，理中汤，理中丸。

心疟，令人烦心甚，欲得清水，反寒多不甚热，桂枝加黄芩汤。

脾疟，令人寒，腹中痛，热则肠中鸣鸣，已汗出，小建中汤，芍药加甘草汤。

肺疟，令人心寒，寒甚热，热间善惊，如有见者，桂枝加芍药汤。

肾疟，令人洒洒，腰脊痛，宛转大便难，目眴眴然，手足寒，桂枝加当归芍药汤。

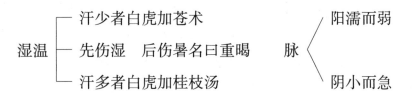

湿温 ┬ 汗少者白虎加苍术
　　 ├ 先伤湿　后伤暑名曰重暍　　脉 ⟨ 阳濡而弱
　　 └ 汗多者白虎加桂枝汤　　　　　　　 阴小而急

┌── 先伤寒　　后伤热
身热脉虚　　自汗恶寒　中暑也　　白虎加桂汤
身热脉浮　　自汗欲睡　湿温也　　白术防己汤
└── 先伤风　　后伤□

若先饮冷，后伤暑者，五苓散主之。此必心下痞，浓生姜汤调服佳，或四君子汤调中亦可。中和后，或小便不利，或茎中痛。

蒲黄三钱　滑石五钱　生甘草一钱　为细末，热水调下。